Ashtanga yoga

BLANCA HERP

Redbook
ediciones

© 2019, Redbook Ediciones, s. l., Barcelona

Diseño de cubierta: Regina Richling
Diseño de interior: Primo Tempo

ISBN: 978-84-9917-558-4
Depósito legal: B-12.252-2019

Impreso por Sagrafic, Passatge Carsi 6, 08025 Barcelona

Impreso en España - *Printed in Spain*

Índice

La secuencia final

• Palabras en mayúscula o en minúscula. El uso y abuso de las mayúsculas , tan habitual en idiomas como el inglés y el alemán, se refleja en otras culturas, tanto en Asia como en América Latina. En el libro hemos optado por mantener lo menos posible las mayúsculas, que sí aparecen, de todas formas, al nombrar las asanas, con la intención de facilitar la lectura.

• Las cursivas. Algo parecido ocurre con las cursivas. Para no fatigar la lectura de los ejercicios hemos evitado las cursivas al máximo, reservándolas para nombrar las asanas en sánscrito y poca cosa más. En cambio hemos evitado las cursivas en vocablos como «bandha», por ejemplo: aparecen a lo largo de todo el libro y enseguida os familiarizaréis con ellos con la práctica.

• Para facilitar la lectura y práctica del contenido de este libro, hemos eliminado la acentuación de las voces en sánscrito.

¿Qué es Ashtanga yoga?

«Ashtanga» (Ashtanga Vinyasa Yoga) es un estilo de yoga vigoroso y enérgico que produce sudoración y purifica tu cuerpo desde el interior. La práctica se basa en tres elementos: las **posturas** (asanas), las técnicas de **respiración** y un punto específico para fijar la **mirada** en cada uno de los movimientos. Esta forma de yoga dinámico se diferencia también del hatha yoga clásico por la práctica del vinyasa.

«Vinyasa» significa literalmente **sistema de movimientos y respiración sincronizados**. Y estos movimientos son los que encadenan una postura con la otra. Las posturas se organizan en forma de secuencia. Cada una de ellas se basa en la anterior, aumentando el nivel de dificultad.

Para aprender lo ideal es que un profesor de yoga te enseñe una postura cada vez. Pero si decides practicar por tu cuenta, es importante que

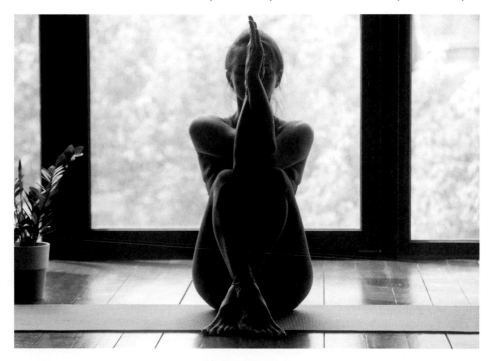

te tomes todo el tiempo necesario para aprender lentamente la secuencia completa, en vez de pasar a posturas que puedan parecer más divertidas, o intentar practicarlas todas en una sola sesión.

Cada postura está meticulosamente diseñada con un número determinado de movimientos y respiración, de manera que un alumno avanzado enlazará las posturas siguiendo fielmente el ritmo de respiraciones y movimientos.

La secuencia de posturas siempre será la misma y el alumno irá añadiendo posturas a medida que su práctica progresa.

Obtendrás los mejores resultados si sigues el orden de esta práctica sanadora desde el principio hasta el final, avanzando progresivamente para adaptarte a cada nuevo movimiento y concentrarte en respirar profundamente, en vez de dar prioridad a la perfección de la forma física.

Además de la práctica de vinyasa, existen como decimos tres elementos determinantes: la respiración, las propias posturas o asanas en sí, y la mirada. Las asanas de yoga aparecen a lo largo del libro, así que en esta introducción vamos a ver brevemente el conjunto de prácticas del yoga Ashtanga, como la **respiración pranayama Ujjayi**, el **drishti** (la mirada) y también los **bandhas** (cierres energéticos). Todo ello ayuda al practicante a concentrar y aumentar la energía a lo largo de la práctica.

Recuerdo histórico

Patanjali, el gran yogui y sabio que vivió entre 500 y 200 años antes de Cristo, recopiló el conocimiento del yoga que estaba descrito en unos sutras milenarios. En este texto Patanjali define el yoga como el camino hacia la autorrealización del ser. El yoga lleva a la unión de cuerpo, mente y espíritu.

Al repasar la historia del Ashtanga Vinyasa Yoga, encontraremos que Sri Tirumalai Krishnamacharya es el primero en el linaje Ashtanga. Durante la década de 1930, él y su discípulo Sri K. Pattabhi Joys descubrieron unos

El yoga y la mente

«Yoga» significa unión con el Universo y lo divino, pero también de la mente, el cuerpo y el alma apuntando a la realización personal. Para lograrlo, conviene ante todo controlar la mente, eliminando la confusión y los estímulos innecesarios que impiden alcanzar la claridad.

manuscritos de un rishi llamado Vamana en el Palacio de Bangalore. Allí se explicaba claramente los fundamentos del vinyasa y la práctica de asanas. Se cree que estos manuscritos tienen entre 600 y 700 años de antigüedad.

Este puede considerarse el origen del método, del que Sri T. Krishnamacharya sería su desarrollador. A partir de este hallazgo, él tomó el concepto y generó el sistema que hoy conocemos.

Sri. T. Krishnamacharya murió en 1988 a los 102 años, y su discípulo Sri K. Pattabhi Jois (1915-2009) fue el continuador de esta enseñanza en Mysore, India. Podéis encontrar más información en www.sharathyogacentre.com.

La respiración, el drishti y los bandhas

• La **respiración Ujjayi** se obtiene al contraer suavemente la glotis (un pequeño músculo que tenemos a la altura de la tráquea) lo cual provoca una respiración sonora, lenta y regular. Es un elemento esencial durante toda la práctica. Al escuchar el sonido de nuestra respiración nuestra mente se va calmando y relajando.

• El **drishti** («mirada» en sánscrito) consiste en focalizar totalmente la mirada durante toda la duración de la postura. Cada postura tiene su drishti y esta concentración total de la mirada nos conduce a la meditación. También aumenta nuestra capacidad de concentración y tonifica nuestros músculos oculares siendo muy beneficioso para algunos problemas de vista.

• Y los **bandhas** son contracciones musculares que provocan un control de la energía. *Mula Bandha*, a la altura del coxis, consiste en contraer los esfínteres anales. *Uddyana Bandha* es una contracción abdominal. Al realizar los bandhas estamos aumentando nuestra concentración y controlando la energía. Y *Jalandhara banda*, que se activa con el drishti (mirada al ombligo) y al apretar la barbilla contra el pecho.

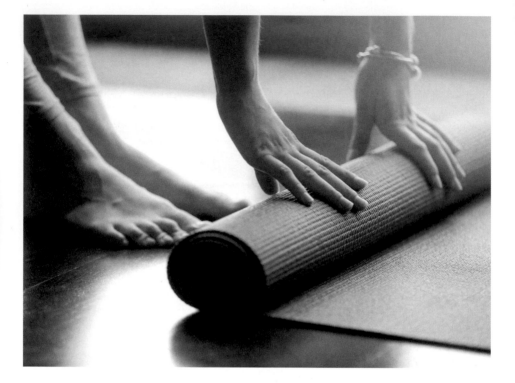

Control de la energía y desarrollo personal

A través de estos tres elementos (la respiración ujjayi, las bandas o control de los centros energéticos y el drishti, o concentración a través de la mirada), vamos a aumentar nuestra capacidad de concentrarnos durante toda la práctica y aprenderemos a controlar nuestra energía. Nos damos cuenta, a través de la práctica, que hemos de estar bien concentrados, porque de lo contrario, llevar a cabo las posturas será mucho más difícil.

Como ciencia y práctica, el Ashtanga yoga apunta al desarrollo del ser humano en todas sus expresiones: moral, físico, mental, emocional y espiritual.

Se puede traducir la palabra «ashtanga» como «ocho pasos», y es precisamente un sistema de ocho etapas el que recopiló el sabio Patanjali, hace más de dos mil años, a partir de unos remotos sutras, anteriores incluso al Bhagavad Gita. En aquellos textos proporcionó una serie de pasos, gracias a los cuales quienes practican correctamente esta disciplina pueden lograr los beneficios más importantes del yoga. Idealmente, «un estado yóguico».

Los ocho pasos

Dentro de este sistema de ocho pasos, el tercero se conoce como Asana. Se trata de la práctica dinámica de las posturas o asanas del hatha yoga clásico y es el método que une la mente con el cuerpo a través del «hilo de la respiración». En este sistema, el movimiento respiratorio es clave para la concentración.

Iniciarse en el camino del Ashtanga yoga significa que vamos a practicar estos ocho pasos:

1. **Yama:** códigos morales.
2. **Niyama:** purificación personal.
3. **Asana:** posturas o práctica física.
4. **Pranayama:** control del prana a través de la respiración.
5. **Pratyahara:** control de los sentidos (para el inicio de la interiorización).
6. **Dharana:** concentración mental.
7. **Dhyana:** meditación.
8. **Samadhi:** contemplación o unión total del ser con lo divino; realización personal - estado de felicidad).

Los cinco koshas

De acuerdo con la filosofía del yoga, el cuerpo humano consiste en cinco capas esenciales, que van desde la forma física exterior hasta el cuerpo de la felicidad, que está en lo más profundo del cuerpo y es la morada del ser puro o *atman*:

• Cuerpo físico o del alimento = *annamaya kosha*
• Cuerpo mental = *manomaya kosha*
• Cuerpo de la sabiduría = *vijnanamaya kosha*
• Cuerpo de la felicidad = *anandamaya kosha*
• Ser = *atman*

Yama (Códigos morales) y Niyama (Purificación personal)

Los Yamas y Niyamas son considerados como los pilares o la base de esta realización personal, pero muchas veces son imposibles de realizar para un occidental si no ha seguido desde pequeño una educación religiosa o filosófica.

Por ello, Sri. K. Pattabhi Jois recomendaba empezar por el tercer paso, es decir, por la práctica de asanas y de las técnicas de respiración para puri-

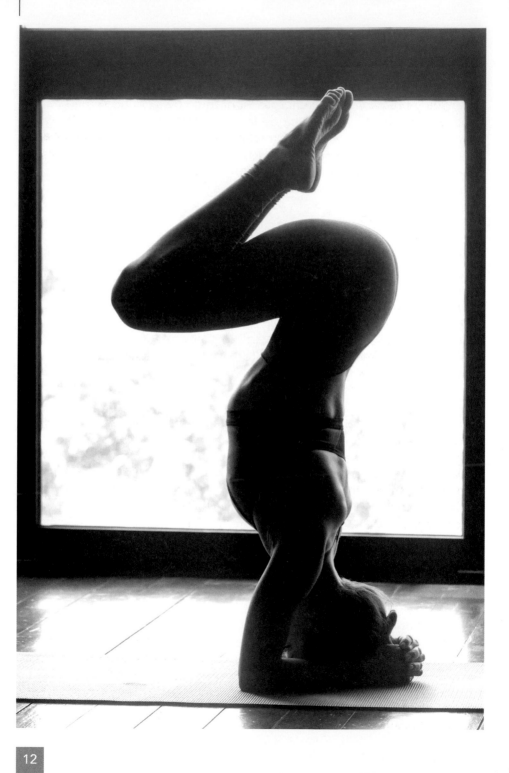

ficar el cuerpo y la mente y adquirir claridad mental. Gracias a una exigente disciplina y práctica, los alumnos comienzan a comprender la importancia de la regulación de la respiración.

«Yama» indica el modo en que las personas deberían responder a sus semejantes y relacionarse con ellos y con todos los seres vivos y su entorno para conseguir un mundo pacífico y armonioso. Los Yamas son:

- **Ahimsa** (no violencia)
- **Satya** (decir la verdad)
- **Asteya** (no robar)
- **Brahmacharya** (continencia sexual, preservación de la fuerza vital)
- **Aparigraha** (desapego; no posesividad)

Asanas. Al practicar, los alumnos aprenden en primer lugar que deben ser capaces de seguir todos los códigos morales en su relación consigo mismos, para luego relacionarse de la misma manera con el mundo exterior. Han de respetar los límites y la capacidad de sus propios cuerpos; en ningún momento deben forzar un movimiento ni imponerse un estiramiento que les pueda lesionar.

Ahimsa. Cuando comiencen con la práctica de Asana (las asanas), los alumnos se sentirán seguramente frustrados ante la dificultad de realizar alguna postura en particular como por ejemplo la clásica postura de meditación –«El Loco»– y requiere paciencia y tolerancia para aprenderla. Esta frustración puede conducirles a forzar la postura sin preocuparse por sus rodillas, y esto puede derivar en una lesión. Recordad que se trata de posturas o posiciones más bien difíciles, que ayudan a relacionarnos con respeto y amor con el propio cuerpo, aunque puedan ser peligrosas o costarnos un esfuerzo para llevarlas a cabo.

Satya. En la práctica de Asana, necesitas ser sincero contigo mismo y con los demás, sin albergar expectativas egoístas. Conviene aceptar el nivel en el que te encuentras, sin pretender siempre conseguir más y más. La práctica requiere devoción, disciplina y entusiasmo, pero dentro de ciertos límites.

Asteya. Además de no robar, ni sentir celos o envidia, en Asana se nos recuerda que es una actividad no competitiva, y los alumnos tienen que inspirarse en sus compañeros, en lugar de emitir juicios o plantear comparaciones negativas.

Brahmacharya. En Occidente es poco probable que pueda aceptarse sin más esta disciplina, concebida para evitar que quienes la practican se entreguen a la pasión sexual, especialmente en momentos inadecuados del mes. Aunque suene como una arbitrariedad, existen momentos que tradicionalmente se consideran apropiados para que tanto hombres como mujeres disfruten de los cuerpos de sus parejas. La práctica de Asana (el yoga físico o hatha yoga) sostiene la consideración de que derrochar los fluidos sexuales disipa la energía del practicante y debilita su cuerpo y la atención de su mente.

Aparigraha. Se refiere a la no posesividad. En relación con Asana, es mejor practicar sólo durante un tiempo limitado, el que necesites para mantener tu salud física, en lugar de exigirte demasiado, movido por el deseo de ser mejor de lo que eres. Este progreso se dará de forma espontánea al despojarte del «apego a progresar».

Los Niyamas se refieren más a una purificación personal:
• **Saucha** (purificación del cuerpo)
• **Santosha** (contento)
• **Tapas** (disciplina)
• **Swadhyaya** (estudio de textos filosóficos)
• **Ishwarapranidhana** (devoción)

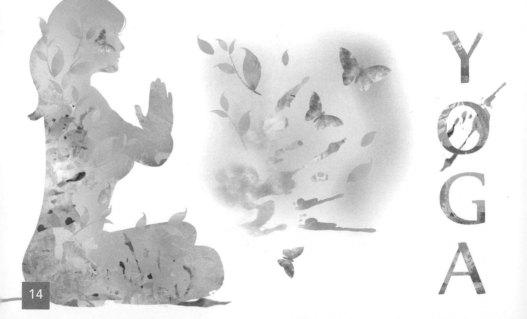

Asanas y depuración del organismo

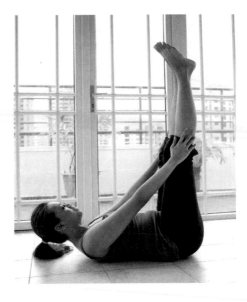

Todo el mundo puede comprender los beneficios que la práctica física del yoga produce para la salud. Los profesores nos recuerdan que, al igual que cada día nos cepillamos los dientes, conviene tener en cuenta que otros sedimentos se acumulan también a diario en los espacios interiores del organismo y, si no te ocupas de limpiar este cúmulo de toxinas e impurezas, el cuerpo comienza a deteriorarse.

Las posturas de yoga limpian desde el interior, llegando hasta los rincones más oscuros a través de las torsiones, las flexiones y la respiración para quemar literalmente todo el material estancado.

Sin la limpieza constante de las asanas, las funciones de los órganos internos y del sistema neuromuscular se vuelven perezosas. Por el contrario, con una práctica asidua de yoga se conserva un nivel saludable de flexibilidad durante toda la vida. En especial, el Ashtanga yoga no deja ni una sola célula sin tocar, además de fortalecer y flexibilizar sistemáticamente todo el cuerpo.

A nivel emocional y psicológico, las posturas de yoga potencian la conciencia de todas las partes del organismo. Además de los beneficios puramente físicos asociados a esta conciencia ampliada, existen también muchos otros a nivel mental y emocional.

Del mismo modo que la placa se deposita en los dientes y en el interior de las arterias, las emociones antiguas se acumulan en el cuerpo sutil. El cuerpo físico está estrechamente relacionado con la mente subconsciente. Cuando escarbas profundamente en las zonas dormidas, descubres que es un depósito de recuerdos, emociones y hábitos. Los samskaras, o hábitos negativos del cuerpo y de la mente, se arraigan en el organismo y se manifiestan a través de patrones como la rigidez, la opresión y el dolor.

Cuando las posturas de yoga te obligan a ir directamente al origen de viejos patrones de hábitos para afrontar el miedo, la tristeza, la ira u otras emociones traumáticas, te ofrecen la terapia más profunda que existe. A través de la práctica del yoga puedes liberar y limpiar los bloqueos mentales y psicológicos que han echado raíces en lo más profundo de tu cuerpo sutil. Sin necesidad de saber por qué esos patrones emocionales están allí, o de dónde proceden, el yoga te libera del pasado y abre tu mente a un futuro más ligero y brillante.

Eliminar toxinas

Las asanas trabajan primero en un nivel físico para eliminar las toxinas acumuladas en los cuerpos físico, emocional y energético, y modifican también las conexiones básicas de la mente. Por regla general, cuando nos enfrentamos a situaciones difíciles, nuestra primera reacción es escapar; si nos topamos con un recuerdo desagradable o que nos produce temor, a menudo intentamos sepultarlo.

Aunque se trata de un patrón de conducta completamente natural, no nos reporta una vida realmente sana y feliz. El yoga entrena la mente para que afronte las dificultades, en vez de huir y organizar medidas de protección. En yoga no hay espacio para los mecanismos de defensa. De hecho, las posturas han sido diseñadas para despojarte de cualquier capa protectora que puedas haber generado, y poner así al descubierto la pureza interior del corazón de tu ser.

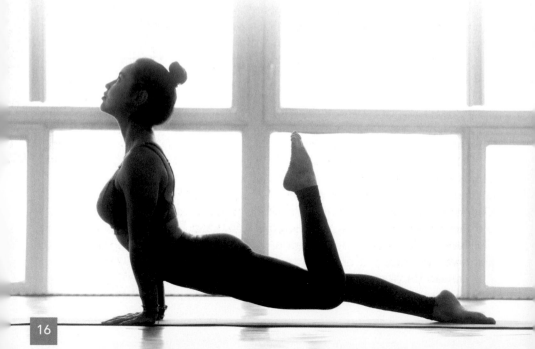

Pequeños consejos para la práctica de asanas

• Lo ideal es practicar yoga por la mañana con el estómago vacío. Si tienes que hacerlo más tarde, intenta no ingerir ningún alimento al menos dos horas antes.

• Usa ropa con la que puedas sudar, y haz los ejercicios sobre una superficie plana y uniforme.

• Necesitarás al menos una toallita de manos para secarte el sudor de la cara. Si sudas profusamente, vas a necesitar también una toalla más grande para colocar sobre la esterilla de yoga.

• Utiliza una esterilla de yoga que te resulte cómoda. Es importante que uses tu propia esterilla, es más higiénico que alquilar una en el centro de yoga y, por otra parte, acumulará tu energía espiritual. Elige una que haya sido elaborada con materiales ecológicamente sostenibles, y que no se deteriore muy rápidamente.

• Usa ropa cómoda, que sea adecuada para hacer ejercicio (ni muy ajustada ni muy holgada) y moverte con facilidad, confeccionada con un material agradable como el algodón, o bien una mezcla de algodón y lycra.

• Conseguirás mejores resultados si consideras esta práctica como un ritual sanador diario (puedes encender una vela o incienso). Si es posible, dedica un espacio de tu casa solo para practicar yoga.

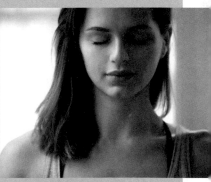

• Comienza la sesión entregándote conscientemente al yoga y a tu viaje interior. Si no puedes resistir la tentación de realizar posturas que no corresponden a tu nivel actual de experiencia, es mejor que no te limites a mirar las fotos para intentar copiar los movimientos; primero conviene que leas la primera parte completa antes de pasar a los capítulos sobre la práctica. Recuerda que tanto si tu intención es la de hacer la tabla completa como la de practicar el saludo al sol y poca cosa más, de cualquier modo generarás ese sudor desintoxicante tan característico del ashtanga yoga.

• Después de realizar las asanas durante algún tiempo en casa, puede que te interese encontrar la guía de un instructor que pueda personalizar tu práctica, adaptándola a tus capacidades y necesidades.

Cuando surge un samskara particularmente profundo durante la práctica, puedes experimentar una intensa liberación emocional. Sin previo aviso, puedes sentirte vulnerable, comenzar a llorar, temblar de miedo, estremecerte de cólera o experimentar muchas otras emociones intensas. La diferencia principal entre el yoga y la psicoterapia es que con el primero nunca necesitas preguntarte ni saber por qué suceden las cosas, solo tienes que experimentarlas directa y plenamente.

Así puedes limpiar tu conciencia de las cicatrices y heridas del pasado; el mejor regalo que te ofrece el yoga es que podrás perfeccionar tus hábitos mentales para que te ayuden a afrontar las dificultades con la valentía de tu corazón… y podrás eliminar fármacos en una inmensa mayoría de trastornos comunes. Vas a ser tú el protagonista de tu propia salud.

Tres series de asanas

En el yoga Ashtanga las asanas se llevan a cabo en tres series.

• La serie primera (*Yoga Chikitsa*), desintoxica el cuerpo físico, alinea la columna vertebral y purifica el cuerpo.
• La serie intermedia (*Nadi Shodhana*) purifica el sistema nervioso desbloqueando los canales de energía (nadis) y haciendo que la energía fluya libremente por el *shushumna nadi* (espina dorsal)
• La serie avanzada (*Sthira Bhaga*, subdividida en A-B-C-D) trabaja la fuerza y la resistencia.

De todos modos, desde el primer día de práctica podemos sentir como la práctica de asanas influye en nuestro sistema nervioso, en nuestra fuerza mental (concentración) y en nuestro estado de consciencia.

Nuestra respiración se alarga y profundiza, nuestra concentración aumenta y poco a poco vamos adquiriendo un estado de paz interior no experimentado anteriormente. Los otros cinco pasos de Ashtanga yoga van apareciendo poco a poco con el tiempo.

Paciencia y humildad

La paciencia es un elemento muy importante en la práctica del yoga. Es más importante haber iniciado el camino que estar más o menos cerca de la meta, ya que la ambición de progresar nos aleja de la meta o de la realización del ser. Podríamos decir que la meta (si hubiera meta alguna) sería el ser conscientes del momento presente que vivimos en el día a día. La obsesión por progresar en la práctica de asanas tensa el cuerpo y nos aleja de la esencia del yoga.

Podemos ver cómo mucha gente se lesiona por querer avanzar demasiado rápido. Por eso es importante que los principiantes lo tengáis bien presente desde el primer momento, el cuerpo es lento y hay que respetar su ritmo. Conocer y respetar el cuerpo es más difícil de lo que parece. Solo lo conoces cuando trasciendes el cuerpo físico y accedes a la energía pránica; sólo entonces, con humildad, aprendes a respetarlo.

La paciencia y la humildad son dos de las cualidades más importantes en el camino del yoga. Pattabhi Jois siempre decía «practica, que todo llegará». Y así es, toda la gente que se inicia en el Ashtanga suele decir lo mismo: «Mi vida ha cambiado desde que he comenzado a practicar».

En el cuerpo físico. La Primera Serie

• *Yoga Chikitsa* (Terapia de Yoga) es la Primera Serie de asanas de Ashtanga. Realizar esta práctica con asiduidad no sólo cura el cuerpo físico, sino que ayuda también al espíritu. Permite desarrollar e intensificar la concentración, controlando y purificando el pensamiento. El gran sabio Patanjali, habla en los Yoga Sutras acerca de esta estrecha relación entre yoga y mente: «yogaha citta vritti nirodaha», es decir, con el yoga cesan las fluctuaciones de la mente. A partir de entonces ya no estamos dominados por los dilemas y los conflictos.

El yoga nos conduce a un estado mental más alerta, sereno y consciente. Dejamos de ser víctimas de nuestros procesos mentales y emocionales para cultivar un mayor dominio de nuestra mente. Al ganar dominio también ganamos libertad.

• A partir de la práctica de la **respiración ujjayi** (ver pág. 23), los alumnos empiezan a experimentar la claridad mental y, partiendo de esta base, al desarrollar las dos primeras etapas del yoga consiguen cierra habilidad para la contemplación.

Si se practica con una correcta respiración, el Ashtanga yoga purifica el cuerpo físico, mental y emocional. A través del cuerpo accedemos a nuestros bloqueos emocionales tomando conciencia de ellos y también tomamos conciencia de nuestros procesos mentales aprendiendo a observarlos desde el desapego, sin identificarnos con ellos.

El *prana* y la magia de la respiración

El yoga muestra cómo la respiración es la manera más rápida de cruzar el puente para llegar a estados más sutiles del ser. Ni **drishti** (ver pág. 25) ni las asanas pueden por sí mismos iluminar el camino, de modo que conviene practicar técnicas específicas de respiración. Son tan importantes que, para algunos maestros de Ashtanga, todo lo demás es secundario.

A veces puede resultar frustrante trabajar con la respiración mientras se siguen las asanas de yoga. Solo un practicante experimentado puede coordinar correctamente los movimientos complejos con una respiración tranquila y controlada. Al principio, uno está más pendiente del resultado final de la postura que de las sutilezas de la respiración. Integrar el pranayama, o control de la respiración, en la propia rutina diaria, puede llevar años, pero en Ashtanga yoga también se puede descubrir inmediatamente… y es entonces cuando todos quieren repetir la experiencia tan maravillosa que produce.

Hay quien asegura que la respiración es, por lo menos, tan inspiradora como las posturas. Podría decirse, de forma más o menos metafísica, que al nacer inhalamos y al morir exhalamos. El espacio que hay entre esta inspiración y esta espiración contiene toda nuestra experiencia vital en la Tierra. En esencia, la respiración contiene toda nuestra fuerza vital.

Prana, la energía vital

Mientras adoptamos las posturas y realizamos los ejercicios respiratorios durante la sesión de yoga, estamos trabajando con el aire de nuestra fuerza vital. El *Yoga Vasishtha* define «prana» como el poder vibratorio que hay en toda manifestación. Este texto señala una diferencia entre esta fuerza vital primaria y la fuerza vital individual. «El *prana* es constitutivo y operativo a la vez, es decir, el universo se hizo a partir de *prana* y se sostiene gracias al flujo continuo de *prana*».

En los textos clásicos del yoga (*Hatha Yoga Pradipika*) se describen setenta y dos mil canales de energía (*nadis*) en el cuerpo y un canal central principal, *sushumna nadi*, por donde circula la forma superior de la energía, y que vale la pena conocer más a fondo. Recordemos esta vez que la práctica de *pranayama* se centra en conseguir que el *prana vayu*, o aire de la fuerza vital, fluya conscientemente a lo largo de la columna vertebral. El beneficio total se alcanza cuando el flujo de la energía vital recorre el *nadi* central y la luz del despertar espiritual crece dentro de ti.

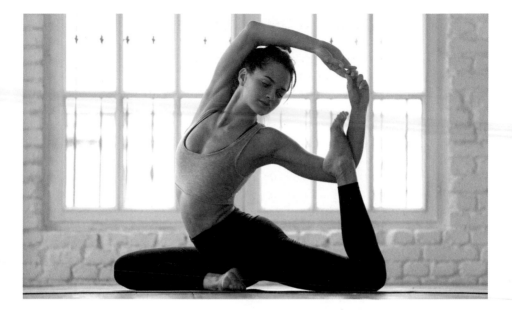

El estado avanzado de la práctica de *pranayama* infunde una sensación de atemporalidad cuando tu atención se retira del mundo externo y entras en un estado transcendental de máxima paz.

El objetivo vital de las posturas físicas es limpiar los bloqueos del cuerpo, creando así un hogar para lo divino. Y la magia de trabajar con la respiración reside en que mediante tu capacidad de controlarla tienes acceso a los cinco cuerpos o **koshas**: físico, mental, emocional, energético y espiritual.

¡Aprender a respirar!

Como decimos, a través de la práctica de asanas, los alumnos de yoga comienzan a aprender lentamente la dinámica de la respiración: cómo igualar la inspiración y la espiración y cómo sincronizar el movimiento con la respiración, en lugar de la respiración con el movimiento. Para conseguirlo es imprescindible mantener una concentración constante sobre el flujo de la respiración, y esta concentración es el comienzo de *Pranayama*, *Pratyahara* y *Dharana*.

En las primeras etapas de la práctica de yoga resulta bastante difícil adoptar, mantener y salir de una asana, en especial si hay que sincronizar al mismo tiempo la respiración y el movimiento sin forzar ni la respiración ni el cuerpo.

El pranayama es una forma avanzada de control de la inspiración, la espiración y la retención de la respiración (que significa contenerla). Debes tratar

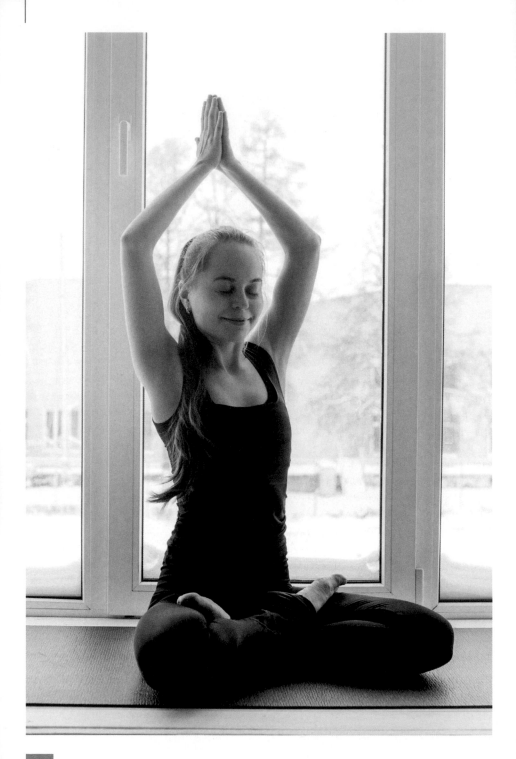

esta regulación de la respiración (pranayama) con gran respeto, ya que es una herramienta muy poderosa que dirige la energía por los canales del cuerpo.

El fin de la respiración profunda es purificar el cuerpo, eliminar toxinas y avivar el fuego kármico interior. A nivel físico, la respiración consciente estimula el sistema cardiovascular y aumenta el flujo sanguíneo en todo el organismo. La espiración ayuda a eliminar las toxinas presentes en la sangre a través de los pulmones y la inspiración provee aire ricamente oxigenado a la sangre.

El yoga comienza pues con la humilde tarea de unificarte con la respiración, la postura y la mirada (drishti). Al hacerlo, conectas las cinco envolturas o koshas de tu conciencia con un único propósito.

La técnica Ujjayi: el aliento vital

La respiración ujjayi *pranayama* se enseña en las etapas más avanzadas del Ashtanga yoga. En realidad, la respiración durante la práctica de las asanas consiste en respirar profundamente produciendo sonido, y se basa en un método más amplio de control de la respiración.

Esta respiración profunda con sonido se realiza durante las asanas como preparación para formas más avanzadas de la práctica de pranayama, que se realizan por separado. Cuando la respiración profunda estimula la respuesta de relajación del sistema nervioso, el mismo aliento funciona como una especie de «anestesia» que previene las lesiones y aumenta la flexibilidad y la fuerza.

La respiración tiene cuatro componentes diferentes: la inspiración, el espacio que hay entre la inspiración y la espiración, la espiración y el espacio entre la espiración y la inspiración.

El principio básico es que el aire entre y salga del organismo por la nariz, si bien el sonido no debe provenir de los orificios nasales; si así sucede es porque en realidad la persona está «olfateando».

Realizar movimientos al ritmo de la respiración supone que los músculos demanden un suministro de oxígeno constante, y para conseguirlo es necesario aumentar el flujo de aire; para no «olfatear», cada inspiración debe realizarse desde la parte posterior de la garganta, para que los músculos que rodean la glotis incrementen y dosifiquen el flujo de aire.

La fricción que realiza el aire a su paso por la glotis produce el sonido ujjayi, y es este «roce» el que calienta el aire antes de que entre en los pulmones.

Es importante crear una suave pausa entre la inspiración y la espiración para poder flotar fácilmente durante unos instantes entre ambas. Cuando progreses y seas capaz de practicar una respiración más profunda que in-

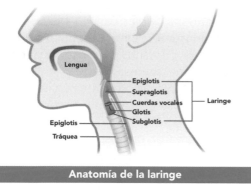

Anatomía de la laringe

cluye retener el aliento, el espacio entre la inspiración y la espiración será esencial. Si prolongas demasiado la pausa posterior a la espiración, puedes experimentar una ligera sensación de pánico; esto se debe a que durante esa pausa hay menos oxígeno disponible en el cuerpo.

El control del aliento tiene como fin estimular el miedo (a veces, también el miedo a la muerte), y aunque esto no es fácil de afrontar, tiene como fin que el practicante llegue a dominar. esta emoción mediante la práctica del yoga.

Durante la práctica habrá momentos en los que te parecerá que el mundo se desvanece en la distancia o en un campo de luz. No tengas miedo, limítate a respirar; llegará el día en que tú también experimentarás la libertad contenida en tu propia piel.

Esta «respiración con sonido» se consigue manteniendo la glotis abierta en todo momento durante el ciclo inspiración / espiración.

Los «gruñidos» que en ocasiones emiten los practicantes indican que han cerrado la glotis, lo que suele ocurrir en el punto máximo de la inspiración o al final de la espiración; en estos casos, todo lo que necesitan es volver a centrar su atención en mantener la glotis abierta. Este control es el único modo de llegar a ujjayi. Puedes practicar esta respiración cuando lo desees: por ejemplo, mientras caminas.

Contrae la parte inferior del abdomen para que el suelo pélvico intervenga en la respiración, prestando especial atención a que los músculos abdominales no se distiendan mientras inhalas. Debes controlar la respiración diafragmática completa desde lo más profundo de tu pelvis. (ver los bandhas, pág. 26). El ritmo debe ser lento y uniforme para que tu mente también funcione de la misma manera. Intenta no contraer los músculos del cuello, tensar los hombros, ni retener la respiración para que el aliento refleje tu verdadera fuerza interior. Por lo general, es más difícil prolongar la inspiración que la espiración. Intenta relajarte y evita aspirar aire durante la práctica.

La técnica ujjayi es como «el estiramiento interno de la respiración». Una vez que manejes perfectamente este método de control de la glotis, necesitarás concentrarte en medir la extensión de cada respiración.

Drishti

En Ashtanga yoga, cada asana contiene un punto de observación o *drishti* en donde concentrarse. Cada uno de los nueve drishtis que existen tiene la finalidad de conducir la mirada hacia el interior. Son estos:

- *Nasagrai* (la punta de la nariz).
- *Angusta ma dyai* (los pulgares).
- *Broomadhya* (el tercer ojo).
- *Nabí chakra* (el ombligo).
- *Urdhva* (hacia el cielo).
- *Hastagrai* (la mano).
- Padhayoragrai (los dedos de los pies).
- Parsva (lejos, hacia la izquierda).
- Parsva (lejos, hacia la derecha).

Al seguir la disciplina de los drishtis, la mente se centra y los alumnos aprenden a mirar «hacia dentro». Así se inicia el desarrollo de la concentración (*Dharana*) y la meditación (*Dhyana*), las ramas sexta y séptima de Ashtanga.

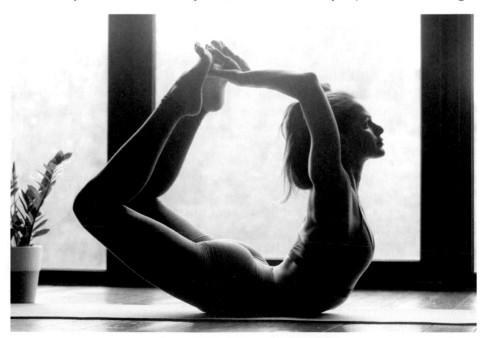

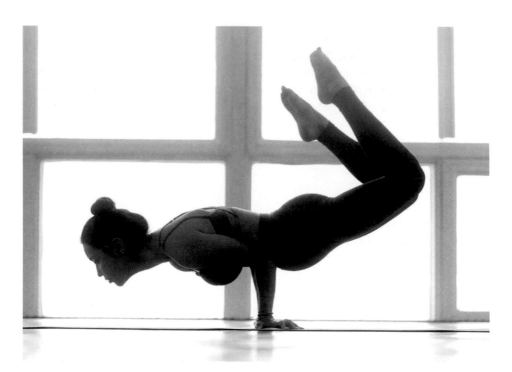

Bandha

Bandha significa «bloqueo» o «sello», pero el resultado de activar un bandha es dejar salir la energía oculta de la fuerza vital para luego mover y dirigir
esta corriente pránica desde su origen interno para que se incorpore a la
red de los 72.000 *nadi*, o canales de energía del cuerpo sutil.

Aprender a controlar los bandha cultiva e incrementa el prana, y a partir
de la integración de ujjayi y bandha se logra una alquimia interna; cuando
esta alquimia funciona correctamente, la asana se revela desde el cuerpo
interior y el cuerpo exterior refleja aquello que se ha creado dentro.

Al principio de la práctica de Ashtanga podemos reservar los bandhas
para más adelante, para alumnos y seguidores un poco más entrenados.
De los tres bandhas que controlan la obturación del prana nos fijaremos en
dos: mula bandha y uddiyana bandha, además de Jalandhara bandha.

Mula bandha
Se lleva a cabo contrayendo el suelo pélvico. Es «el cierre de la raíz», una
práctica destinada a despertar la energía kundalini que está en la base de la

columna vertebral. Este bandha se descubre al final de la espiración, cuando te encuentras «vacío», pero se aplica en todo el ciclo respiratorio.

Al final de la espiración completa, si estás en armonía con el funcionamiento de tu organismo, sentirás una ligera sensación mientras se contraen levemente los músculos del esfínter anal, que desplazan toda la región genital, incluido el perineo, hacia dentro y hacia arriba.

No es fácil activar correctamente el mula bandha, pero provee la energía necesaria para conseguir una base de apoyo firme, como los pies, las manos o las nalgas.

Uddiyana bandha

Es el más dinámico de los bandhas, y se podría traducir como «vuelo ascendente». Es muy sencillo descubrir la posición de este bandha al final de una espiración, cuando quedas «vacío». Este vacío se puede percibir bien en Surya Namaskar A (ver págs. 36-37).

Es necesario mantener esta posición durante cinco respiraciones. Tras seis transiciones de movimiento para alcanzar este punto, tienes que mantener el cuerpo inmóvil para regular e igualar el ritmo de tu respiración.

Uddiyana bandha se relaciona directamente con el funcionamiento del diafragma, por eso ejerce un papel tan destacable en la respiración ujjayi.

Durante la espiración, el diafragma se relaja y desplaza hacia arriba, en dirección a los pulmones, para expulsar el aire, mientras los músculos intercostales internos empujan la caja torácica hacia abajo para completar la acción.

Si tu pared abdominal inferior está bien tonificada, puedes mantener la zona inferior del abdomen en esta posición con un mínimo esfuerzo durante todo el ciclo inspirar / espirar.

Este control abdominal aporta una base para la siguiente respiración. Mientras el diafragma se flexiona hacia abajo, conduciendo la respiración ujjayi hacia los pulmones, los músculos intercostales externos elevan la caja torácica, expandiendo la región del tórax para permitir que los pulmones alcancen su máxima capacidad de absorción de aire.

Se colocan las manos sobre la zona inferior del abdomen para conectar físicamente con el bandha. Colocar las manos en uddiyana bandha es una acción frecuente durante las asanas de pie: no sólo te recuerda cuál es la función del bandha, sino que también te brinda varias oportunidades para practicar y desarrollar su control. La paradoja del bandha es que el «sello» en realidad abre el paso al flujo de energía pránica y lo dirige hacia arriba. Uddiyana bandha y mula bandha combinados son responsables de la ligereza y la fuerza que caracterizan el Ashtanga yoga.

Respiración y relajación

La respiración profunda tiene un efecto directo sobre el sistema nervioso. Una respiración prolongada, lenta y regular se asocia a la relajación. Ese estado específico de la mente y del cuerpo conectado con la salud y la sanación que es imposible forzar, solo se puede estimular a través de técnicas especiales como, por ejemplo, la respiración diafragmática profunda. Al inspirar y espirar profundamente estimulamos el sistema nervioso parasimpático, cuya función es calmarnos y relajarnos.

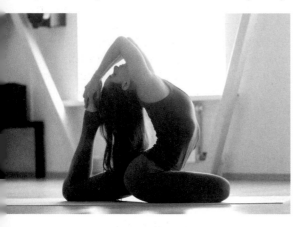

La respiración se controla tanto por acciones conscientes como subconscientes; en consecuencia, nos da acceso a los dos aspectos de nuestra mente. Regular la respiración tiene un impacto enorme en la capacidad de mantenernos serenos, sanos y equilibrados.

El sistema nervioso autónomo controla principalmente las actividades subconscientes del cuerpo, como las funciones del corazón y de los demás órganos, el equilibrio hormonal, los mecanismos de defensa y la digestión. Como se sabe, está formado por otros dos sistemas: el sistema nervioso simpático y el sistema nervioso parasimpático; el primero se asocia con las hormonas del estrés (como la adrenalina y los corticosteroides), la tensión sanguínea alta, menor flujo sanguíneo en las extremidades, un elevado nivel de azúcar en sangre y otros síntomas que se conocen comúnmente como la respuesta de lucha o huida.

El sistema nervioso parasimpático se relaciona con la relajación: menor cantidad de hormonas del estrés, mejor funcionamiento del sistema inmunitario, ritmo cardíaco más lento y regulación del nivel de azúcar en sangre, de las funciones digestivas y también de otras funciones del organismo.

Todos los estilos de yoga utilizan la regulación de la respiración para influir sobre el sistema nervioso autónomo y fortalecer las conexiones neurológicas que provocan la respuesta de la relajación. Las posturas físicas vigorosas seguidas de una relajación profunda prolongada aumentan la capacidad de la mente (y del cuerpo) para relajarnos.

Así que, si practicas yoga, podrás controlar también tu sistema nervioso y, por lo tanto, el funcionamiento de tu cuerpo y mente.

La respiración nasal acentúa el estado de relajación, mientras que la respiración con la boca abierta envía al cerebro una señal de angustia y pánico. El tipo de respiración profunda que se enseña en Ashtanga yoga estabiliza los latidos del corazón durante su vigorosa actividad, fortalece el sistema cardiovascular, produce la respuesta de relajación y mantiene la mente concentrada en el momento presente.

El yoga te obliga a hacer torsiones con tu cuerpo y adoptar posturas incómodas mientras respiras profundamente y concentras tu mirada en un único foco de atención; el propósito de estas acciones es ayudarte a establecer una relación más profunda con tu propia persona. El nivel de complejidad correspondiente a cada etapa de la práctica basta para detener la mente y crear una pausa prolongada en el flujo continuo de los pensamientos. La profundidad de la respiración garantiza que todos tus koshas estén plenamente presentes e integrados.

Inspiración y espiración iguales

El yoga Ashtanga te enseña a igualar la duración de la inspiración y la espiración mientras te ejercitas, para equilibrar los dos aspectos de la conciencia. La inspiración se relaciona con la actividad y con la actitud de absorber y recibir; la espiración se asocia al reposo y a la disposición a soltar y dar. Cuando las posturas resultan difíciles o dolorosas y requieren una mayor flexibilidad, puede resultar útil concentrarse temporalmente en la espiración.

En las posturas que son complicadas y requieren fuerza, puede ser de gran ayuda coordinar el movimiento de elevación del cuerpo con la inspiración, con el fin de potenciar el poder de la respiración. Los maestros de Ashtanga insisten en que el tiempo de la inspiración debería ser igual al de la espiración.

Cuando se adoptan posturas de yoga con un grado creciente de dificultad, quizás el mayor desafío de la práctica sea mantener la respiración serena y regular y coordinada con el movimiento. Ashtanga yoga procede de la idea de hacer coincidir cada respiración con cada movimiento, y corresponde a la definición de vinyasa, como veremos enseguida.

Es difícil acordarse de respirar cuando una postura te resulta tan complicada que lo único que puedes hacer es retener la respiración. Todos tendemos naturalmente a retener la respiración cuando las cosas se ponen difíciles, producen temor o son dolorosas y frustrantes.

No obstante, al retener la respiración también detienes el flujo de tu energía vital. Es importante seguir respirando, especialmente cuando la postura pone a prueba tus límites físicos y emocionales. Ashtanga yoga te indica que dirijas tu respiración literalmente hacia el dolor, la ansiedad, la tristeza o cualquier otra emoción que te embargue. Uno de los principales signos que indican el dominio de una serie de posturas no es solamente la capacidad de conseguir la forma correcta de las asanas, sino también respirar profunda y uniformemente durante su ejecución.

Cuando aprendes a respirar libremente mientras realizas posturas con cierto grado de dificultad, practicas también el tipo de respiración profunda que será una valiosa ayuda cuando tengas que afrontar situaciones difíciles. A veces, dos respiraciones profundas prolongadas pueden ayudarte a evitar una discusión con un amigo o con tu pareja. Practicando yoga aprendes a utilizar la respiración como una herramienta para afrontar las dificultades, tanto cuando estás sobre la esterilla como cuando te encuentras fuera de ella.

Si te concentras únicamente en conseguir la forma física de las asanas, lo más seguro es que sacrifiques la respiración en beneficio de la forma. Pero en yoga el fin no justifica los medios. El fin puede ser, pero los medios son: de hecho, los medios representan el fin en sí mismos. El yoga trata del viaje y del proceso: si tú no creas el espacio para que la inspiración y la espiración profundas te guíen, nunca habrá espacio para la calma en tu vida.

El propósito de la vida no es avanzar lo más rápidamente posible hasta la última espiración, sino disfrutar del glorioso viaje a lo largo del camino. Si abandonas la necesidad de conseguir un objetivo, descubrirás que albergas en tu interior toda la paz que realmente necesitas, y que esa paz se encuentra entre la inspiración y la espiración.

Vinyasa

Puede decirse que la práctica del yoga Ashtanga es un ritual diseñado para erigir un templo en el espacio interior de tu cuerpo, un lugar sagrado donde experimentas la magia de la transformación personal. Al definir la respiración, el movimiento y el foco de atención adecuados para cada postura, la práctica santifica el cuerpo para que pueda vivir la experiencia directa de la divinidad.

Los orígenes del vinyasa se remontan a los antiguos rituales védicos que utilizan coreografías de movimientos para la consagración de un espacio sagrado. Así que, más allá de las posturas, es la forma en que adoptas y deshaces cada postura lo que determina la intención profunda de tu práctica.

Samskaras

El propósito de la ofrenda de las asanas no es lavar los pecados del pasado, sino eliminar los poderosos samskaras negativos que te envuelven con sus tentáculos, como cuerdas que te sujetan cada vez más fuerte mientras intentas liberarte. Cuanto más apasionado seas, más te oprimirán las cuerdas con la intención de sofocarte con su formidable fuerza. Cuando intentas combatirlos, los samskaras se disponen a matar como boas constrictoras, tiñendo tu futuro de muerte y oscuridad. Cuanto más luchas, más difícil te resulta liberarte, y el miedo, la ansiedad y la cólera solo consiguen empeorar la situación.

De hecho, tu historia psicológica personal no hace más que alimentar los samskaras negativos, parecen salir a la superficie cuando menos lo esperas y, en general, repiten su patrón destructivo cuando estás convencido de que ya lo has superado.

Aquí reside la magia del método vinyasa: a través de estas técnicas aprendes a rendirte, abandonarte, apartar la mirada y encontrar una fuente de sabiduría que te sirva de guía.

Enseñanzas y aprendizaje

Los beneficios de las enseñanzas espirituales no suelen ponerse de manifiesto de inmediato. En algunas ocasiones, aprendes cosas que parecen completamente ilógicas, o más extravagantes que reales. Algunas enseñanzas espirituales no cobran ningún sentido hasta el momento en que descubres que estás atado por los nudos kármicos del pasado; pero cuando aplicas las lecciones aprendidas en tu práctica personal, una simple enseñanza puede parecer un conjuro mágico que te libera de los lazos de los samskaras negativos.

En lugar de luchar por liberarte de las cuerdas del pasado, sencillamente las atraviesas mediante la clara luz de tu propia conciencia. El conocimiento y la sabiduría son tan poderosos que pueden liberarte de varias vidas de sufrimiento como por arte de magia. Así como el brillo del sol se puede magnificar con la ayuda de un espejo, las enseñanzas espirituales se acrecientan gracias al poder y la precisión de tu presencia diaria en la práctica.

Así que vinyasa procura dar un carácter ritual a tu conducta, para ofrecerte una mayor oportunidad de recordar las enseñanzas espirituales en los momentos más conflictivos.

Tómate el tiempo necesario para estudiar y aprender correctamente el método, porque nunca sabes en qué momento una determinada enseñanza puede resultar apropiada para abordar una situación difícil. Debes recordar lo máximo posible y almacenarlo en el disco duro de tu mente, tu conciencia y tu corazón.

El templo interior

Si quieres encontrar el templo que hay en tu interior has de llevar a cabo cuidadosamente los movimientos diseñados para hacer y deshacer cada postura. La respiración, el movimiento y la mirada son los elementos del espacio sagrado que hay en el interior del cuerpo.

Todos necesitamos un sitio de reposo para abandonar las armas de destrucción que hemos utilizado contra nosotros mismos y contra otras personas. Necesitamos un lugar para el perdón, y no solo ante los demás sino también ante el juez más severo: nosotros mismos. La verdadera salvación está en el altar interior.

A medida que el cautiverio del sufrimiento se desvanece, empiezas a conquistar tu propia libertad bajo la luz de la sabiduría. Al dirigir tu mirada hacia la luz de la conciencia espiritual, tu visión cambia, el paradigma de la vida se modifica y, a partir de entonces, tu camino se desvía definitivamente hacia una dirección más serena. Cuando miras atrás y ves la red de samskaras que te entrampaba, el poder de tu visión es como un rayo láser que corta las cuerdas del dolor y del sufrimiento.

En la práctica

Los dos fundadores del yoga Ashtanga descubrieron que todas las asanas o posturas están unidas en una secuencia exacta, como una guirnalda de flores, y, no menos importante, que al entrar y salir de cada asana se produce un número preciso de transiciones contadas y sincronizadas entre la respiración y el movimiento. Esta cuenta es estrictamente secuencial, así que, por ejemplo, el vinyasa 8 de una secuencia puede variar del vinyasa 8 de otra. A esto lo llamaron el Número Total de Vinyasa.

Cada asana comienza con *Samasthitih* (0) –con el alumno de pie, listo para sincronizar movimiento y respiración– llega a la asana (postura básica «flor») y finaliza en idéntica postura *Samasthitih* (0), en medio con un número exacto de transiciones sincronizadas (vinyasas).

Estos principios son introducidos desde el comienzo con un clásico «Saludo al Sol» o *Surya Namaskar* A (ver págs. 36-37), que incluye nueve movimientos sincronizados con la respiración. Por una cuestión de simplificación, las posiciones reciben diferentes nombres, pero en realidad estamos contando las transiciones desde una posición a la siguiente dentro de la secuencia.

Estos principios conforman la base de la práctica del yoga Ashtanga.

Tristana

La verdadera esencia de *vinyasa* se experimenta cuando se alcanza el estado de *tristana*, es decir, la unión de los tres principales centros de atención del Ashtanga yoga: la sincronización avanzada y contada de la respiración y el movimiento, los *bandhas* y los *dristis*. Cuando esta unión florece, una poderosa ola de fluidez y elegancia emerge de la práctica, y la química resultante despliega las energías de los cinco elementos.

A partir de entonces, quienes practican el yoga Ashtanga pueden pasar a los pasos siguientes: la concentración y la meditación.

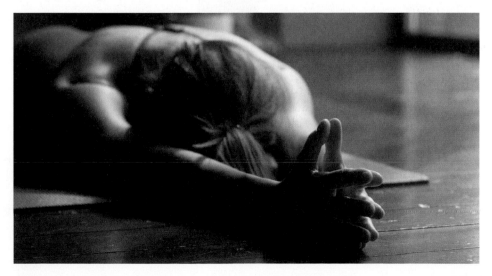

Natarajasana,
la postura de la danza.

La práctica

Secuencia de asanas

El aprendizaje tradicional del yoga Ashtanga era «uno a uno», es decir, que un gurú enseñaba cada asana o postura de forma individual a un único alumno cuando consideraba que estaba en condiciones de recibirla.

Más recientemente se han creado dos métodos principales de enseñanza. Ambos métodos aportan comprensión, experiencia, fuerza y vigor, que se reflejan en la práctica individual de cada persona.

El primero es el método de la «Práctica individual asistida», donde el maestro introduce a cada persona en la práctica, imparte la técnica del «cálculo», sigue los progresos de cada persona y corrige las posturas desde el punto de vista físico.

El segundo es el «Método tradicional del cálculo», donde el maestro hace que todos los alumnos funcionen como un solo cuerpo, como un movimiento de respiración calculada, fluyendo juntos en sincronía como una clase. El propósito de este último sistema es retar a la respiración hasta conseguir el vinyasa correcto y profundizar el grado de atención de quienes practican de forma individual, gracias a lo cual se consigue practicar el sistema «completo».

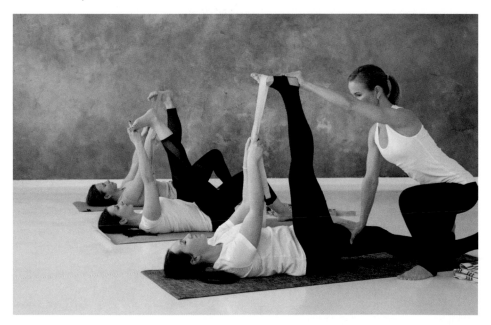

Saludo al Sol A

Surya Namaskar A

Cuando se practica de forma correcta este saludo ritual al sol mejora la salud física y mental, y prepara el terreno para la conciencia espiritual en todos los aspectos de la vida. El saludo al sol es la mejor introducción al método «vinyasa» que practicamos para alcanzar el estado llamado «yoga», es decir, la realización personal como resultado de la unión de cuerpo, mente y alma.

En la práctica: ¿qué es vinyasa?

Vinyasa se basa en la sincronización calculada entre la respiración y el movimiento, e incorpora el concepto de ujjayi (respiración), que es la igualdad en duración y ritmo de las inspiraciones y las espiraciones.

Vinyasa significa literalmente «sistema de movimiento y respiración», es decir, que a una respiración le corresponde un movimiento sincronizado.

Surya Namaskar A posee nueve vinyasas, lo cual significa que incluye nueve movimientos sincronizados al ritmo de la respiración ujjayi, cada uno con su punto de observación (drishti).

En la práctica del yoga Ashtanga también son importantes los drishtis, o puntos específicos en que se centra la mirada entre otros recursos.

Tradicionalmente, los alumnos realizan los nueve vinyasas y consiguen en consecuencia un ritmo respiratorio continuo; y la repetición de estas nueve transiciones (sin detenerse ni respirar más de lo que corresponde) introduce la cualidad meditativa a esta práctica.

Contar los vinyasas, practicar los drishti y escuchar el sonido de ujjayi ayuda a centrar tu concentración en la conexión respiración / bandha.

A partir del estado mental controlado que provoca la cuenta de los nueve vinyasas, se produce también una reacción física: el cuerpo comienza a generar calor interno, que resulta esencial en el proceso de purificación. Además, calienta las articulaciones y los músculos y los prepara para el trabajo físico que deberán realizar.

Surya Namaskara A se repite cinco veces. Vinyasa: 9. Drishti: Ombligo.

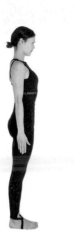

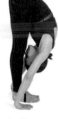

0. Samasthitih.
Espira

1. Ekam.
Inspira

2. Dve.
Espira

3. Trini.
Inspira

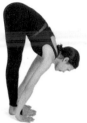

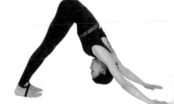

4. Catvari.
Espira

5. Panca.
Inspira

6. Sat. Espira-Inspira
(5 respiraciones)

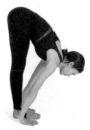

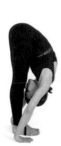

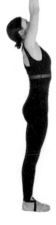

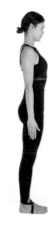

7. Sapta.
Inspira

8. Astau.
Espira

9. Nava.
Inspira

0. Samasthitih.
Espira

Saludo al Sol B

Surya Namaskar B

En este caso, centrar la atención en la prolongación de la respiración y en los bandhas ayuda a generar calor interno, preparando el cuerpo para la sesión.

Surya Namaskar B se repite cinco veces. Vinyasa: 17. Drishti: Ombligo

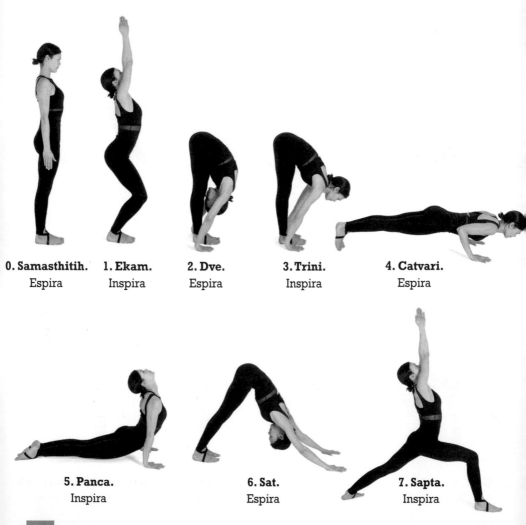

0. Samasthitih.
Espira

1. Ekam.
Inspira

2. Dve.
Espira

3. Trini.
Inspira

4. Catvari.
Espira

5. Panca.
Inspira

6. Sat.
Espira

7. Sapta.
Inspira

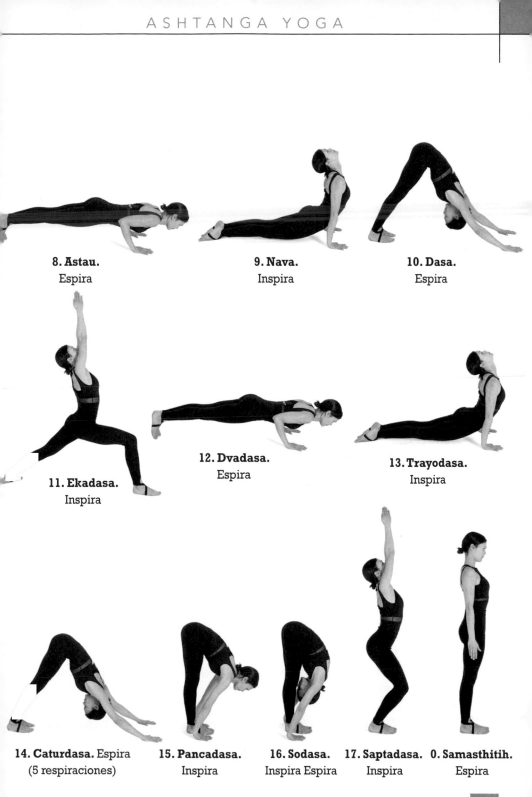

8. Astau.
Espira

9. Nava.
Inspira

10. Dasa.
Espira

11. Ekadasa.
Inspira

12. Dvadasa.
Espira

13. Trayodasa.
Inspira

14. Caturdasa. Espira
(5 respiraciones)

15. Pancadasa.
Inspira

16. Sodasa.
Inspira Espira

17. Saptadasa.
Inspira

0. Samasthitih.
Espira

39

Técnica de Transición A

A primera vista, estas transiciones, extraídas del Saludo al Sol A (*Surya Namaskar A*, pág. 36), parecen una simple rutina. Sin embargo, los principiantes no tardan en descubrir varias dificultades, por ejemplo, cómo flexionar el torso hacia delante sin forzar el tercio inferior de la espalda, o cómo transferir la base de apoyo y el peso desde los pies hasta las manos sin caer hacia delante, y cómo sincronizar el movimiento y la respiración.

La Técnica de Transición A explora técnicas para superar estas limitaciones.

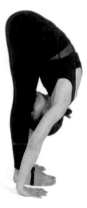

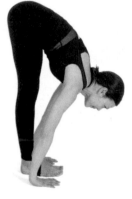

2. Dve. Espirar
Flexiona ligeramente las rodillas e inclina el torso hacia delante, colocando las manos sobre la esterilla. Comprueba que las rodillas apunten hacia delante y se mantengan paralelas. Si te ayuda, flexiónalas un poco más y coloca las manos sobre tus pies.

3. Trini. Inspirar
Con las manos separadas a la misma distancia que los hombros y los dedos mayores apuntando hacia delante, presiona las manos sobre la esterilla. Levanta la cabeza y el torso, centrando la mirada en el drishti del tercer ojo. Estira los brazos, pero mantén las manos sobre la esterilla mientras inclinas tu peso hacia delante. Esta inspiración debe ser suave y prolongada, porque te prepara para la siguiente espiración.

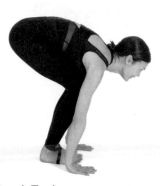

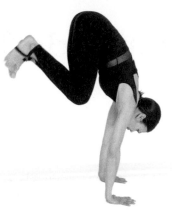

4. Catvari. Espirar

Inicia esta transición con una espiración prolongada y fluida, y flexiona las rodillas para cargar más peso en las manos. A medida que te inclinas hacia delante, centra tu mirada en un punto del suelo situado a unos 30 cm delante de las manos. Las manos y pies se mantienen en la misma posición que en el paso 2. Este movimiento inicial debería abarcar un tercio de la espiración.

4. Catvari. Sigues espirando

Sigue mirando hacia delante. Lleva las piernas hacia atrás de un salto. Toca el suelo con la parte carnosa de las plantas de los pies, separados a la misma distancia que las caderas. En esta posición de «tabla», tus hombros deberían quedar colocados sobre las muñecas.

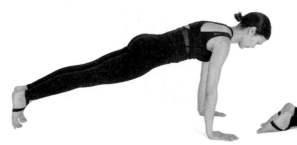

4. Catvari. Sigues espirando

Ahora que el peso corporal recae sobre la base de apoyo que te proporcionan las manos, salta para elevar las piernas y las nalgas. Presiona con firmeza sobre la esterilla, manteniendo los brazos rectos y los hombros más adelantados que las muñecas.

5. Panca. Inspirar

Impulsándote hacia delante, «rueda» sobre los dedos de los pies y estíralos hacia atrás lo máximo posible. Al mismo tiempo, haz pasar el pecho entre los brazos de tal forma que quede más adelantado que las manos. Sigue mirando hacia abajo mientras estiras la columna desde el sacro hasta la base del cráneo; arquea la espalda y a continuación, centra la mirada en tu nariz. Trabaja las piernas, valiéndote de los cuádriceps para mantener su cara frontal despegada de la esterilla.

Técnica de Transición B

Al principio se suele perder a menudo la sincronización entre respiración y movimiento. En esta secuencia se analizan los dos Saludos al Sol, A y B, en donde se corta con frecuencia la continuidad respiratoria: las transiciones para adoptar la postura del Guerrero y salir de ella (6-7 y 7-8) y la que abarca desde la posición elevada hasta la postura del Perro mirando hacia arriba (8-9). Son transiciones muy exigentes, en las que los principiantes suelen contener la respiración, perder el flujo de energía y tensar los músculos.

La Técnica de Transición B apunta a prolongar la espiración para que se superponga con el siguiente paso (vinyasa), estableciendo la base para la próxima inspiración.

En vinyasa 7, al mirar hacia tus pies, puedes comprobar la alineación de tu cuerpo mientras adoptas la postura del Guerrero. Esto te permite estirar el cuello manteniendo una inspiración correcta.

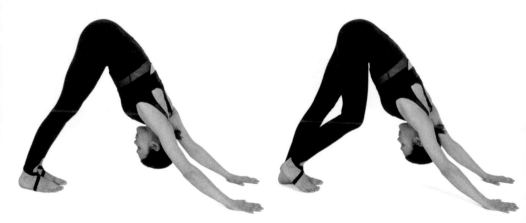

6. Sat. Espirar
Inicia una espiración prolongada y controlada. Eleva las nalgas, apóyate en los dedos de los pies y desplaza la parte superior del torso y la cabeza entre tus brazos hasta adoptar la postura del Perro mirando hacia abajo. El drishti correcto es tu ombligo, pero centra la mirada en tus pies para prepararte para la siguiente base de apoyo.

6. Sat. Sigues espirando
Prolongando la espiración un poco más, mira hacia delante el espacio que separa tus manos. Mientras transfieres todo tu peso a tu pie izquierdo, adelanta el pie derecho todo lo que puedas con el objetivo de colocarlo junto a tu pulgar derecho.

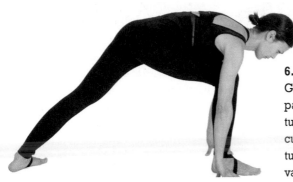

6. Sat. Aún espirando

Gira el talón izquierdo hacia dentro para alinearlo con el dedo mayor de tu pie derecho; desplaza el peso de tu cuerpo hacia tu pie izquierdo, que será tu base de apoyo, y prepárate para llevar el pie derecho hacia delante.

7. Sapta. Inspirar

Mientras dejas de apoyarte en las manos, asiéntate en la pelvis y mira tu pie derecho. Comienza a ponerte de pie elevando el torso, y a elevar los brazos y a estirarlos a los lados. Para finalizar, une las manos por encima de tu cabeza y mira hacia el cielo.

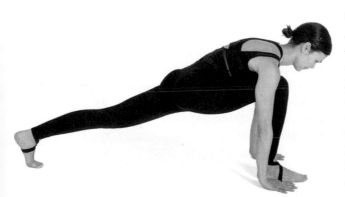

8. Astau. Espirar

Apoya las manos sobre la esterilla a ambos lados de tu pie derecho, siguiendo la línea de los hombros. Separa los dedos de tal modo que el mayor de cada mano apunte directamente hacia delante. Presiona las manos con firmeza sobre la esterilla y mira el espacio que separa tus manos.

8. Astau. Sigues espirando
Manteniendo los codos próximos al cuerpo, flexiónalos y desciende hasta quedar a unos 5 cm de la esterilla. Centra tu mirada en nasagrai drishti (pág. 25). No dejes que el cuerpo quede por debajo de la línea que marca la parte superior de tus brazos. Al principio puedes apoyar las rodillas sobre la esterilla hasta desarrollar la fuerza necesaria en el tercio superior del cuerpo.

8. Astau. Aún espirando
Lleva el pie derecho hacia atrás y colócalo paralelo al izquierdo, siguiendo la línea de la cadera. Levanta la pelvis con fuerza, mantén los brazos rectos y coloca los hombros directamente «encima» de las manos. Sigue mirando el espacio que las separa.

8. Astau. Aún espirando
Prolonga un poco más la espiración, mantén piernas y nalgas elevadas y «rueda» sobre los dedos de los pies para adelantar los hombros, aún más que las manos.

9. Nava. Inspirar
Presionando con firmeza las manos sobre la esterilla, comienza a estirar los brazos. Tensa las rótulas y los muslos y lleva los dedos de los pies hacia atrás. Relaja las nalgas para evitar que el tercio inferior de la espalda resulte perjudicado. «Empuja» la vértebra caudal hacia dentro y estira el cuerpo desde el cuello, mientras sigues mirando hacia nasagrai drishti. Para terminar, estira los brazos, elevando el esternón y deslizando los hombros hacia atrás.

La postura clásica
del Guerrero 1
(*Virabhadrasana*).

Finalización para principiantes

Padmasana

Comienza repitiendo el Saludo al Sol (pág. 36), y enlaza posturas con el hilo de la respiración como si se tratase de entrelazar margaritas para formar una guirnalda. Tanto esta postura del Loto como las restantes son las flores finales que completan el círculo.

Al principio, los Saludos al Sol resultan difíciles y puedes notar que te falta aire; si es así, siéntate en la esterilla en *Padmasana* y céntrate en las técnicas ujjayi para recuperar el control (págs. 23). Antes de colocar las manos sobre las rodillas, contrae la pared abdominal para dirigir la respiración hacia los pulmones. Cuando hayas recuperado el ritmo normal de la respiración, túmbate para descansar tranquilamente.

No empujes con las manos la pierna que ha quedado debajo de la otra, puesto que forzarías la articulación de la rodilla. Tus manos deben percibir que el movimiento proviene de la articulación de la cadera.

Variante con piernas cruzadas

Inspira. Mientras espiras, flexiona la pierna derecha, llevando el talón hacia dentro, en dirección al hueso púbico. Inspira, y cuando comiences a espirar flexiona la pierna izquierda colocándola bajo la derecha. Gira la pelvis hacia delante y estira toda la columna. Coloca las manos sobre las rodillas. Dristhi: nasagrai (pág. 25). Respira profundamente y regula la respiración.

Variante del medio loto

Inspira y coloca la pierna izquierda en posición de loto. Lleva el fémur atrás para maximizar la apertura de la cadera; relaja el músculo de la pantorrilla y mueve el talón hacia la parte inferior izquierda del abdomen. La pierna inicia este movimiento, usa las manos sólo para colocar bien el pie. Espira y flexiona la pierna izquierda colocándola bajo la derecha. Siéntate erguido y apoya las manos sobre las rodillas. Céntrate en nasagrai drishti y en la respiración.

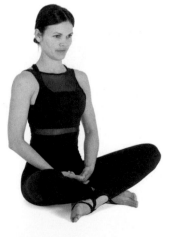

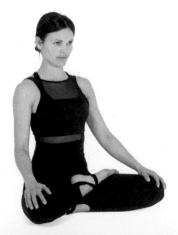

Descanso

Espirar, baja el cuerpo hacia la esterilla, de vértebra en vértebra, manteniendo la columna alineada. Estira las piernas y los brazos, y deja que los pies y manos se desplacen de forma lateral. Cierra los ojos y relájate con cada espiración.

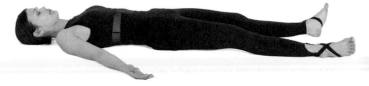

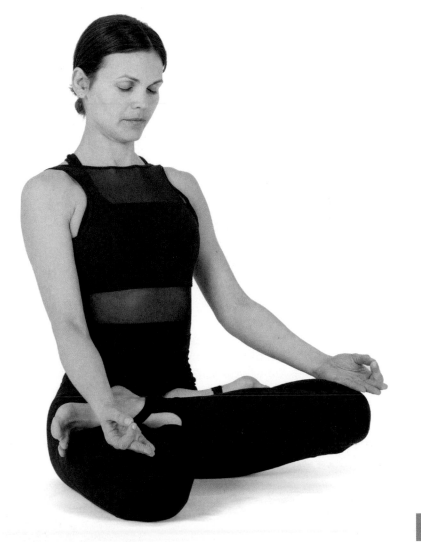

Secuencia de asanas
Las posturas de pie

En el «Saludo al Sol» (*Surya Namaskar A* y *B*, ver págs. 36-39), se introducen los principios fundamentales del vinyasa. A partir de esta secuencia básica de movimientos percibirás la importancia de la repetición de la respiración calculada y el ritmo que crea, porque desde este punto se establece la base para toda la sesión. Los Saludos al Sol generan el hilo de la práctica, y depende de cada practicante entretejer este hilo en la secuencia de las posturas de pie para continuar el flujo dinámico y meditativo del yoga Ashtanga.

Así que, a partir de la última espiración de *Surya Namaskar B* comienza la primera inspiración de la secuencia de pie. Recuerda que tanto la entrada como la salida de cada postura exige un número fijo de vinyasas, que siempre vuelven a Samasthitih (pág. 37).

Las asanas de pie nos «asientan»: exploran nuestra conexión con la tierra a través de nuestros pies, es decir, cómo trabajamos con la fuerza de la gravedad para movernos, mantenernos en una postura determinada y encontrar el equilibrio.

Aplicar los «puntos de observación» (drishtis) permite que tu cabeza se mantenga en adecuada relación con la pelvis, lo cual facilita que te concentres en tu interior.

A medida que la extensión de tus brazos distiende las articulaciones de los hombros descubrirás cómo, simultáneamente, la extensión de las piernas hace lo propio con las articulaciones de la cadera. También tu columna se libera.

En las posturas de pie, el alineamiento de la columna también se corrige mediante la aplicación de los bandhas (ver pág. 26): iguala el frente y el dorso de la columna, evitando que se abra la caja torácica y la espalda se arquee en exceso.

Las asanas de pie desarrollan también una segunda base de apoyo en la que participan las manos. El brazo que empuja contra la tierra te ayuda a abrir el pecho, además de aportar un elemento adicional de equilibrio y apoyo.

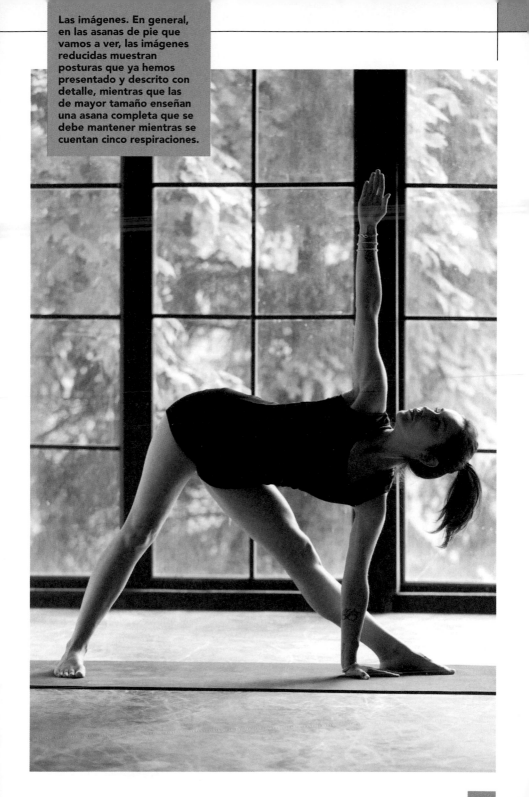

Flexión hacia delante de pie A

Padangusthasana

Esta es la primera asana que explora y aplica las técnicas previamente reseñadas en los Saludos al Sol, (págs. 36-39). Tanto al iniciar como al salir de esta postura, coloca las manos en la parte inferior del abdomen para comprobar la correcta aplicación de uddiyana bandha (págs. 26).

Para mejorar la aplicación y la profundidad de una asana, todas tus articulaciones se mueven con libertad y son capaces de realizar la secuencia de acciones correctamente. La rodilla es el «centro» de esta asana, al suplir las limitaciones del resto de articulaciones; para cogerse los dedos gordos de los pies, puede ser que los principiantes tengan que flexionar las rodillas por no tener acceso aún a la movilidad de articulaciones de sus tobillos y caderas.

Vinyasa: 3. Drishti: Nariz.

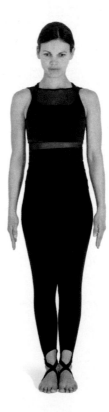

0. Samasthitih. Espirar
Este será el inicio y el final de todas las asanas. De pie
y bien erguido, con los dedos gordos de los pies y los
tobillos juntos, tensa las rótulas y los muslos; nivela la
pelvis activando los bandhas, afírmate en el suelo y estira la columna hacia arriba. Relaja los hombros. Con
los dedos juntos, alinea las manos con el centro de los
muslos. Drishti: nasagrai.

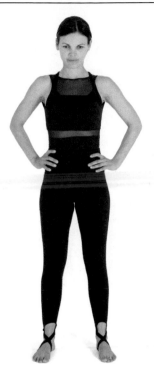

Sin contar. Inspirar

Flexiona ligeramente las rodillas; da un saltito y separa los pies a la misma distancia que la cadera. Al saltar, lleva las manos hacia la cintura para conectar con uddiyana bandha y dirige la respiración hacia arriba. Estira bien las piernas.

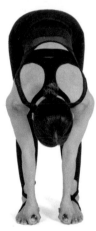

1 Sin contar. Espirar

Mantén el contacto entre las manos y la zona inferior del abdomen. Flexiona ligeramente las rodillas para favorecer la rotación de la cadera y flexiona el torso hacia delante. Cógete los dedos gordos de los pies con los dedos índice y corazón de cada mano.

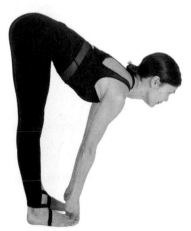

1. Ekam. Inspirar

Presiona sobre la esterilla con las articulaciones de los dedos gordos de los pies. Extiende tu cuerpo hacia delante, estirando los brazos y elevando la columna y la cabeza. Estira las piernas mientras mantienes bien rectos la espalda y los brazos. Drishti: el tercer ojo. (pág. 25).

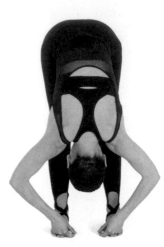

2. Dve.

Espirar-inspirar

Afloja un poco las rodillas para permitir la rotación de la cadera y flexiona el torso hacia delante. Tensa las rótulas y los muslos para estirar las piernas todo lo que puedas. Sujeta los dedos de los pies mientras abres los codos y los desplazas hacia atrás. 5 respiraciones. Drishti: nasagrai (pág. 25).

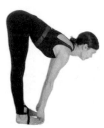

3. Trini. Inspirar

Como en Vinyasa 1, pero en esta inspiración crea espacio entre el hueso púbico y el esternón.

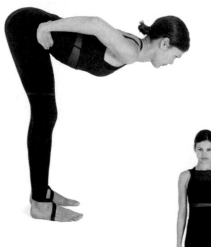

Sin contar.

Espirar

Mientras mantienes la columna elevada, haz contacto con uddiyana bandha. Flexiona ligeramente las rodillas para que los músculos de las piernas soporten el peso del torso flexionado.

Inspirar

Recupera la posición erguida mientras llenas el pecho y la espalda de aire, estira las piernas y, realizando una espiración completa, vuelve a Samasthitih.

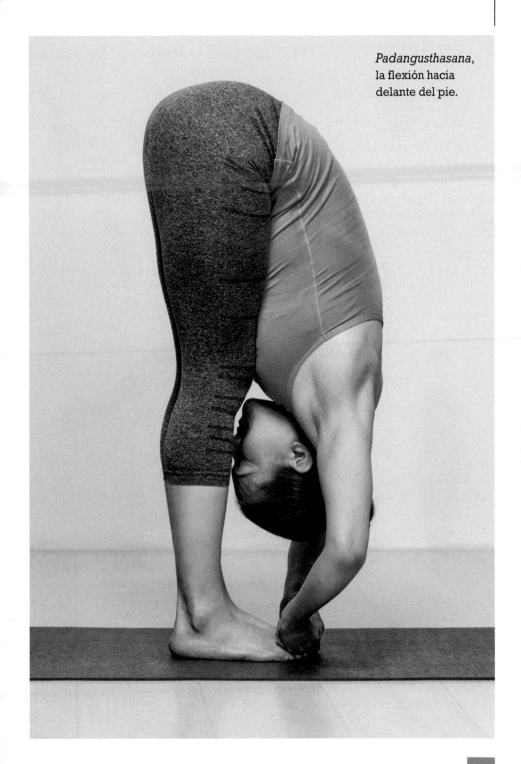

Padangusthasana, la flexión hacia delante del pie.

Flexión hacia delante de pie B
Padahastasana

Esta postura es prácticamente igual a *Padangusthasana*, con la diferencia de que en este caso adquiere más intensidad. En esta asana es importante mantener una distancia apropiada entre los omóplatos para conservar la plenitud de la respiración ujjayi (pág. 23). Pararse sobre las manos actúa como contraestiramiento de la flexión de muñecas que se necesita en el vinyasa 3 del Saludo al Sol, así que vuelca todo el peso de tu cuerpo en tus manos y presiona sobre la esterilla con el dorso. *Vinyasa: 3. Drishti: Nariz.*

Nota. Cuando la cara se enrojece significa que se está acumulando sangre en el cuello y la cabeza debido a una constricción de los hombros y el cuello. Para superar esta situación y liberar la zona, abre los hombros separando los codos hacia ambos lados y hacia atrás.

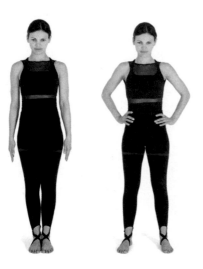

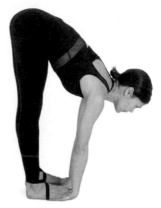

0. Samasthitih. Espirar-inspirar
Mientras espiras, crea una base sólida mientras adoptas Samasthitih (pág. 37); centra la mirada en nasagrai drishti y concéntrate en mula bandha (pág. 26). Ya estás listo para la siguiente inspiración: da un salto para separar los pies a la misma distancia que la cadera y coloca las manos sobre uddiyana bandha.

Sin contar. Espirar
Mantén el contacto entre las manos y la zona inferior del abdomen para asegurar la continuidad de uddiyana bandha, que actúa como protector. Flexiona ligeramente las rodillas y flexiona el torso hacia delante desde la cadera. Aleja las manos de uddiyana bandha y colócalas debajo de los pies. Sabrás que están en posición correcta cuando los dedos de los pies toquen las muñecas. La mirada sobre la base en la que se unen manos y pies.

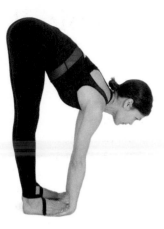

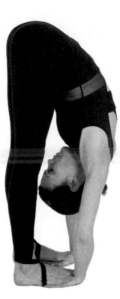

1. Ekam. Inspirar
Presionando sobre el dorso de las manos eleva la columna hasta que quede recta. Estira las piernas, centra la mirada en el drishti del tercer ojo y cultiva la extensión de uddiyana bandha.

2. Dve. Espirar-inspirar (5 respiraciones)
Afloja un poco las rodillas para permitir el giro de la cadera: sentirás que flexionas el cuerpo sobre el espacio creado por uddiyana bandha. Con la columna estirada y recta, adelanta la cabeza para colocarla entre las espinillas; ahora estira rodillas y muslos para que las piernas queden rectas. Centra la mirada en el drishti de la nariz (nasagrai) y haz cinco respiraciones profundas completas. Procura maximizar e igualar la duración de cada inspiración y espiración.

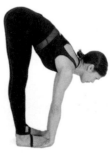

3. Trini. Inspirar
Como en el vinyasa 1, presiona con el dorso de las manos y centra la mirada en el drishti broomadhya. Mientras estiras y elevas la columna, siente la fuerza creada por la triangulación de esta posición.

Inspirar
Recupera la posición recta durante la inspiración y luego, al espirar, vuelve a Samasthitih.

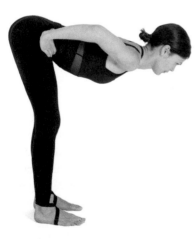

Sin contar. Espirar
Siempre con la columna elevada, vuelve a uddiyana bandha. Flexiona ligeramente las rodillas para que los músculos de las piernas soporten el peso del torso flexionado.

Triángulo

Utthita Trikonasana

En esta postura, los drishtis (pág. 25) son importantes para conseguir una base estable y firme. *Trikonasana* vigoriza y fortalece las piernas, ayuda a mejorar la digestión y alivia el estreñimiento.

A través de la triangulación de las piernas, el torso y el brazo que entra en contacto con el pie, la columna y el cuello se tonifican y estiran mientras giras la cabeza. Mantén el torso lo más nivelado posible y activa intensamente los bandhas (pág. 26). Flexionar las rodillas durante las transiciones para que sean los músculos, y no los ligamentos, los que hagan el trabajo.

0. Samasthitih

1. Ekam. Inspirar
Salta hacia la derecha, abre las piernas un metro más o menos, con los pies paralelos. Eleva los brazos a la altura de los hombros. Mira hacia delante.

2. Dve. Espirar

Gira el pie derecho 90° y tuerce ligeramente el izquierdo hacia la derecha. Mueve la cabeza para que puedas mirarte los dedos de la mano derecha. Afloja la rodilla derecha e inclina en cuerpo hacia ahí, hasta que la columna quede paralela al suelo. Cógete el dedo mayor del pie con los primeros dos dedos de la mano derecha. Vinyasa 2.

2. Dve. Inspirar-espirar (5 respiraciones)

Flexiona las rodillas y los muslos para afirmar tu base de apoyo. Gira la cabeza y mira hacia arriba, Haz cinco respiraciones profundas completas, valiéndote de los bandhas para alinear la columna sobre la base de apoyo de tus pies. Abre la cadera izquierda girando la nalga derecha hacia abajo, y estira desde el sacro hasta la coronilla. Al final de la última espiración, flexiona un poco la rodilla derecha para protegerla antes de la siguiente transición.

3. Trini. Inspirar

Iniciando la elevación con los bandhas, separa los pies nuevamente, como en el paso 2.

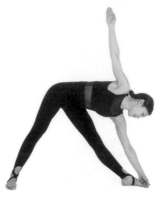

4. Catvari. Espirar

Gira los pies y la cabeza hacia la izquierda y mírate los dedos de la mano izquierda. Luego sigue las instrucciones del paso (vinyasa) 2, cambiando «derecho» por «izquierdo» e «izquierdo» por «derecho».

4. Catvari. Inspirar-espirar
(5 respiraciones)

Gira la cabeza, manteniendo la línea de la columna desde el cuello. Contrae los cuadríceps para afirmar las piernas; estira la esterilla con los pies y abre la cadera derecha. Haz cinco respiraciones profundas completas.

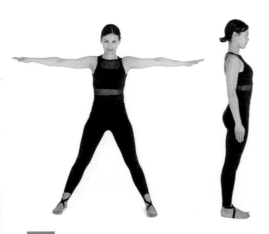

5. Panca. Inspirar-espirar

Mientras Inspiras sigue las instrucciones del paso 2 y durante la espiración salta hasta la parte frontal de la esterilla y vuelve a Samasthitih.

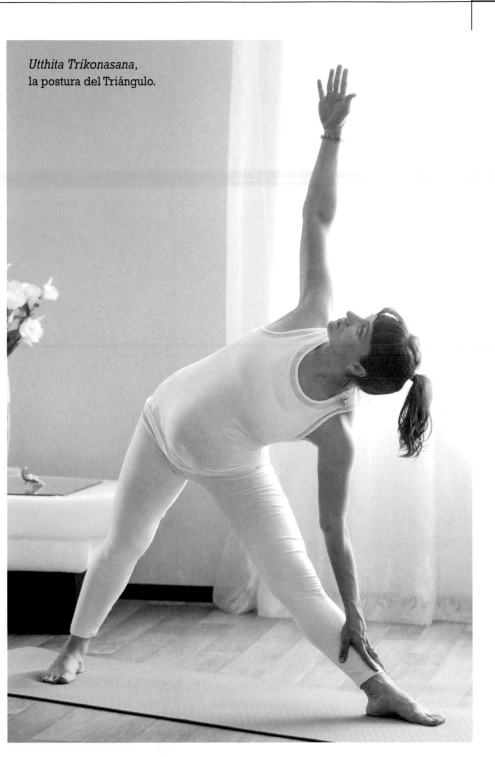

Utthita Trikonasana,
la postura del Triángulo.

Triángulo con giro

Parivrtta Trikonasana

Este movimiento es la primera rotación de columna de la serie, así que conviene no girar el cuerpo en exceso. Es una postura estimulante y vigorizante que beneficia toda la columna y el sistema nervioso, además de mejorar la digestión, gracias al aumento del fuego digestivo (agni), que quema las grasas y contribuye a aliviar el estreñimiento. Esta postura ayuda a contrarrestar la asana previa del Triángulo. Recuerda que no debes forzar los movimientos; si sientes algún malestar en la espalda, deja de realizar las rotaciones. A medida que mejoren tus condiciones físicas y tu flexibilidad todo mejorará.

Vinyasa: 5. Drishti: Mano.

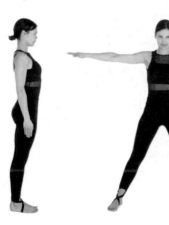

1. Ekam. Inspirar
Salta hacia la derecha con las piernas separadas y los brazos elevados, y sigue las instrucciones del paso 2. Mira hacia delante.

0. Samasthitih.
Espirar

2. Dve. Espirar
Gira el pie hacia la derecha y mira en esa dirección. Gira todo tu cuerpo también hacia la derecha, manteniendo los brazos extendidos. Con la cadera y los hombros alineados con la pierna que «avanza», inclínate hacia delante unos 90° de forma que la espalda quede paralela al suelo. Mírate el pie derecho.

2. Dve. Aún espirando

Ahora el brazo derecho se eleva mientras colocas la mano derecha firmemente sobre la esterilla junto al pie derecho. Sigue mirando el suelo. Limita la rotación a la zona torácica.

2. Dve. Inspirar-espirar
(5 respiraciones)

Presionando con firmeza sobre la mano izquierda gira la cabeza para mirarte la mano derecha. Para completar la torsión de columna siente que el lado izquierdo de tu pecho gira mientras el derecho se abre para expandir la caja torácica. Haz las cinco respiraciones profundas completas. Al final de la última espiración, protege la rodilla derecha flexionándola.

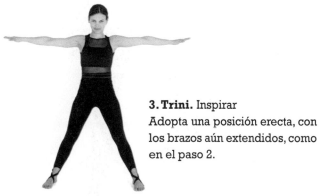

3. Trini. Inspirar

Adopta una posición erecta, con los brazos aún extendidos, como en el paso 2.

61

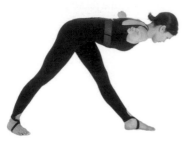

4. Catvari. Aún espirando
Este es el reverso del vinyasa 2, donde el drishti
intermedio es el pie
que se encuentra
más adelantado.
La espiración sua-
ve y fluida incre-
menta el control
del bandha, sustentando la región lumbar de la
columna y la base de apoyo que proporcionan los
pies sobre la esterilla. Mantén las rodillas flojas.

4. Catvari. Espirar
Gira los pies hacia la izquierda y
haz un giro hasta descender a la
posición de «vuelo» (ver vinyasa 2).

4. Catvari. Inspirar-espirar
(5 respiraciones)
Presiona con firmeza sobre la mano
derecha y gira la cabeza para mirar
hacia la mano izquierda que has
elevado. Haz cinco respiraciones
profundas completas.

5. Panca. Inspirar-espirar
Mientras Inspiras sigue el paso
1 y durante la espiración salta
hasta la parte frontal de la esterilla para volver a Samasthitih.

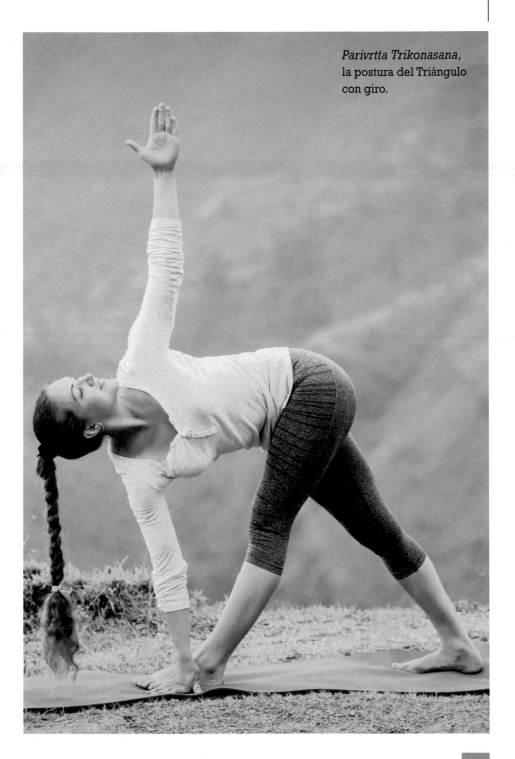

Parivrtta Trikonasana, la postura del Triángulo con giro.

Ángulo lateral extendido

Utthita Parsvakonasana

Este dinámico estiramiento lateral es una postura muy poderosa, y puede considerarse una variante de *Virabhadrasana*, o secuencia del Guerrero (pág. 88). El objetivo es lograr el estiramiento completo de la ingle y la columna. Esta línea de energía, que parte desde el borde externo del pie que queda colocado más atrás hasta la punta de los dedos de las manos, puede compararse con la lanza del guerrero: la energía asciende desde el pie hasta la mano extendida. La fuerza contraria que realiza la rodilla en relación con el brazo de apoyo ayuda a mantener la correcta alineación de la pierna y su base, lo cual facilita la apertura de la ingle.

Vinyasa: 5. Drishti: Mano.

2. Dve. Espirar
Gira el pie derecho hacia fuera 90°. Manteniendo la columna recta gira la cabeza para concentrarte en la mano derecha mientras flexionas la rodilla derecha también 90°. Extiende la columna hacia la derecha y coloca la palma de la mano derecha plana sobre la esterilla, junto al borde externo del pie de ese mismo lado. La rodilla derecha presiona con firmeza la axila derecha mientras el brazo izquierdo se extiende hacia arriba para mantener el pecho abierto.

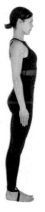

0. Samasthitih

1 Ekam. Inspirar
Salta hacia la derecha, como en el Vinyasa 1 de la pág. 56. La única diferencia en este caso es que necesitas separar más los pies, alrededor de 1,20 m.

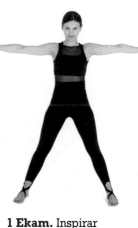

2. Dve. Inspirar-espirar (5 respiraciones)
Gira el brazo que has extendido y llévalo por encima de la cabeza, para crear una prolongada línea recta que parte desde el borde externo del pie izquierdo y llega hasta la punta de los dedos de la mano izquierda. Gira la cabeza hacia la axila y siguiendo la línea de tu brazo centra la mirada en hastagrai drishti. Mantén ambos lados de la caja torácica lo más igualados posible y evita arquear la espalda «empujando» la vértebra caudal hacia dentro mientras contraes el abdomen con fuerza (uddiyana bandha). Haz cinco respiraciones profundas completas.

4. Catvari. Espirar
Para trabajar el otro lado del cuerpo sigue las instrucciones como en Dinyasa 2, invirtiendo las indicaciones.

3. Trini. Inspirar
Vuelve a la posición del paso 2 con los brazos extendidos.

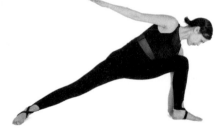

4. Catvari. Inspirar-espirar (5 respiraciones)
Gira la articulación del hombro derecho y eleva el brazo, como en 2 (Dve). El área que abarca del hombro hasta el cuello debe permanecer abierta y floja. Gira la columna y la cabeza hacia la axila para centrar la mirada, siguiendo la línea del brazo, en hastagrai drishti. Haz cinco respiraciones profundas completas.

5. Panca. Inspirar-espirar
Inspira mientras te levantas lentamente y colocas los pies paralelos entre sí. Mientras espiras salta hacia el frente de la esterilla y regresa a Samasthitih.

Ángulo lateral en torsión

Parivrtta Parsvakonasana

En esta asana es imprescindible mantener un gran control de la respiración. Las primeras cinco asanas de pie siguen las bases del Saludo al Sol (págs. 36-39), pero en este caso, la poderosa torsión prolonga el desarrollo de la integración «respiración / banda» de los tramos involucrados. El reto consiste en girar completamente hacia la base de apoyo durante la espiración, sin más respiraciones que las establecidas, para luego mantener un flujo respiratorio constante y estable. El desarrollo de mula bandha y uddiyana bandha dirigirá la respiración hacia los pulmones y, en consecuencia, estimulará la expansión de la caja torácica.

Vinyasa: 5. Drishti: Mano.

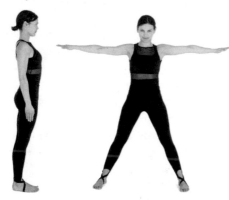

1. Ekam. Espirar-inspirar
Mientras espiras, adopta Samasthitih (pág. 37) sobre una buena base de apoyo. Luego (Vinyasa 1). Inspirar, un salto a la derecha y abrir los brazos a la altura de los hombros.

2. Dve. Espirar
Gira el pie derecho hacia fuera 90° y el izquierdo ligeramente hacia dentro. Tuerce la cabeza para mirar tu mano derecha mientras flexionas la rodilla 90°. Coloca la mano derecha a un lado del muslo derecho y guiando la acción con el codo gira con el brazo izquierdo hasta un punto que supere la línea central del muslo derecho. Utilizando la fuerza que ejerce la mano derecha contra la base de apoyo de tu muslo derecho, gira por completo y estira la zona torácica de la columna mientras mantienes estirada la columna lumbar.

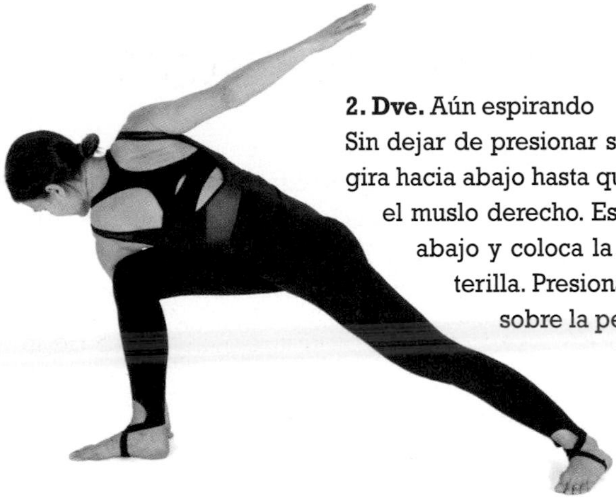

2. Dve. Aún espirando

Sin dejar de presionar sobre el muslo, flexiona el cuerpo y gira hacia abajo hasta que la axila izquierda se apoye sobre el muslo derecho. Estira y gira el brazo izquierdo hacia abajo y coloca la mano izquierda plana sobre la esterilla. Presiona sobre el pie izquierdo y asiéntate sobre la pelvis.

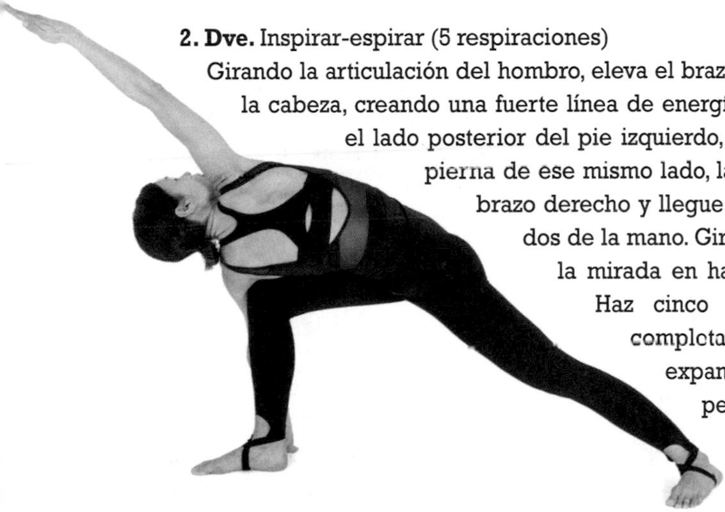

2. Dve. Inspirar-espirar (5 respiraciones)

Girando la articulación del hombro, eleva el brazo derecho por encima de la cabeza, creando una fuerte línea de energía que se extienda desde el lado posterior del pie izquierdo, atraviese el centro de la pierna de ese mismo lado, la columna en torsión y el brazo derecho y llegue hasta la punta de los dedos de la mano. Gira la cabeza hacia la axila, la mirada en hastagrai drishti (pág. 25). Haz cinco respiraciones profundas completas, concentrándote en la expansión del lado derecho del pecho y la espalda en cada inspiración.

4. Catviri. Espirar

Para realizar la transición hacia el lado izquierdo sigue las instrucciones del vinyasa 2, pero invierte las indicaciones.

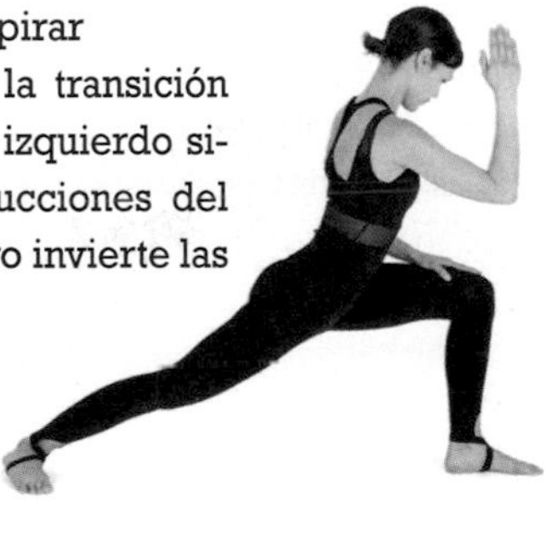

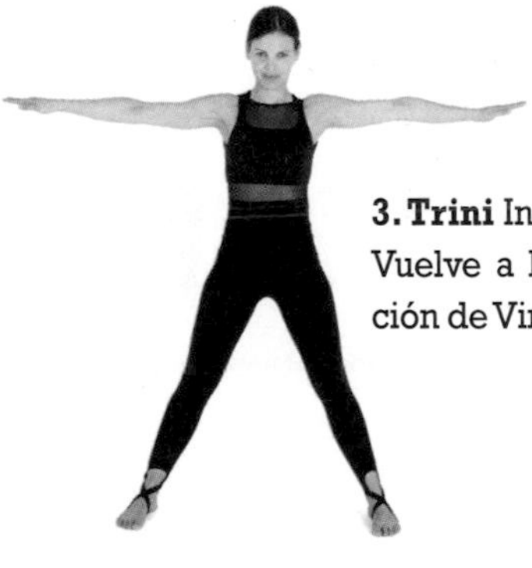

3. Trini Inspirar

Vuelve a la posición de Vinyasa 1.

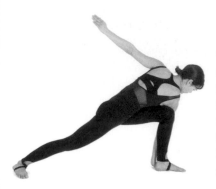

4. Catviri. Aún espirando

Asegúrate de que no realizas la torsión desde la pelvis, sino que utilizas la fuerza de tus piernas para mantener cuadradas las caderas mientras rotas única-mente desde la zona dorsal de la columna. Presiona tu mano izquierda sobre tu muslo derecho y baja tu axila hacia ese muslo derecho, intentando que lo toque. Cpnviene asegurar la base de apoyo de la mano derecha.

4. Catviri. Inspirar-espirar
(5 respiraciones)
Gira la articulación del hombro izquierdo, eleva el brazo por encima de la cabeza y mírate la punta de los dedos de la mano, como en 2. (Dve). Haz cinco respi-raciones profundas completas.

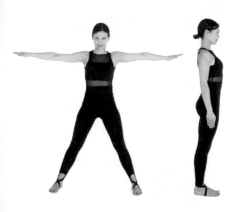

5. Panca. Inspirar-espirar
Al inspirar, relaja la torsión e incorpórate despa-cio poniendo los pies en paralelo. Estira desde los hombros hasta la punta de los dedos.
Al espirar, salta hacia el frente de la esterilla y regresa a Samasthitih.

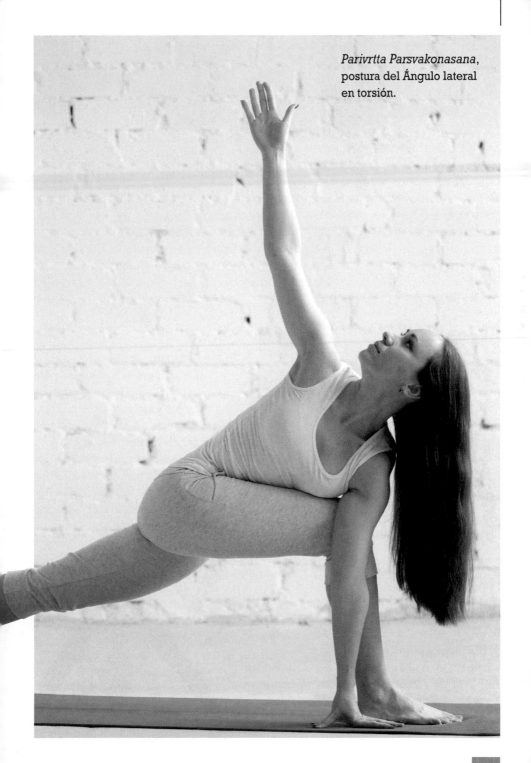

Parivrtta Parsvakonasana, postura del Ángulo lateral en torsión.

Estiramiento lateral A

Prasarita Padottanasana A

Este estiramiento de piernas es similar a la «Flexión hacia delante de pie» (págs. 50-51), pero en este caso los principiantes necesitarán ayuda para colocar la cabeza sobre la esterilla sin perder el equilibrio. Esta asana es un buen indicador de la flexibilidad que vayamos logrando. Si, por ejemplo, sólo puedes girar la cadera de forma limitada y necesitas ayuda, significa que debes detenerte: no sigas con la sesión hasta que puedas realizar esta asana sin ayuda. *Prasarita Padottanasana* tiene cuatro variantes, cada una con cinco vinyasas (movimientos sincronizados con la respiración).

Dentro de cada una de estas posturas hay una respiración no contada (es para el control del banda, pág. 26).

Vinyasa: 5. Drishti: Nariz.

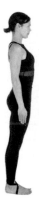

0. Samasthitih.
Espirar
Mientras espiras, refuerza tu base de apoyo en Samasthitih (pág. 37).

1. Ekam. Inspirar
Da un paso a la derecha para separar los pies aproximadamente algo más de 1 m. (esta distancia disminuye cuando mejora tu flexibilidad.) Coloca las manos sobre la zona inferior del abdomen para sentir los efectos de uddiyana bandha. Centra la mirada en nasagrai drishti (pág. 25)

2. Dve. Espirar
Flexiona las rodillas levemente e inclina el torso hacia delante flexionando las articulaciones de la cadera, de modo que puedas apoyar las manos sobre la esterilla a una distancia equivalente a la de los hombros.

Sin Contar. Inspirar

Presiona las manos con firmeza, estira los brazos y centra la mirada en el drishti del tercer ojo. Utiliza la potencia de la respiración y tus bandhas para prolongar la línea frontal de la columna, así como para estirar y trabajar los cuádriceps con energía.

3. Trini. Espirar (5 respiraciones)

Flexiona ligeramente las rodillas para aflojar las articulaciones de la cadera y los tobillos. Coloca la parte superior de la cabeza sobre la esterilla (flexionando los codos). Al principio, la cabeza quedará por delante de las manos, pero con el tiempo conseguirás colocarte cómodamente entre ellas. Centra la mirada en nasagrai drishti y haz cinco respiraciones profundas completas.

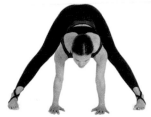

4. Catvari. Inspirar

Regresa a la posición de Vinyasa 2.

Sin contar. Espirar

Manteniendo la columna elevada, quita las manos de la esterilla y vuelve a entrar en contacto con uddiyana bandha. Flexiona ligeramente las rodillas para que los músculos de las piernas soporten el peso de tu torso inclinado hacia delante. La combinación de la flexión de rodillas con la aplicación del uddiyana bandha protegerá el tercio inferior de la espalda en la siguiente transición.

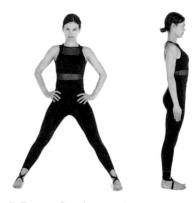

5. Panca. Inspirar-espirar

Mientras inspiras mantén el contacto con uddiyana bandha e incorpórate del todo. Durante la espiración, salta hacia el frente de la esterilla y regresa a Samasthitih.

71

Estiramiento lateral B

Prasarita Padottanasana B

En esta segunda posición de estiramiento lateral es posible percibir si estás logrando la correcta aplicación de uddiyana bandha (pág. 26) porque tus manos permanecen en todo momento sobre el abdomen, durante la totalidad de la secuencia. Si intentas realizar esta asana por la fuerza, tu pared abdominal se pondrá rígida, y esto restringe la respiración y el poder de la inspiración, así que la tensión se extenderá al resto del cuerpo. Para evitar todos estos inconvenientes es imprescindible que aprendas a percibir la sutileza de uddiyana banda que te dará la seguridad necesaria para relajar la pared abdominal.

Al girar los pies ligeramente hacia dentro, como veremos en el Vinyasa 3, puedes crear una base de apoyo aún más sólida, lo cual te ayudará a girar los muslos hacia fuera.

Vinyasa: 5. Drishti: Nariz.

0. Samasthitih.
Espirar

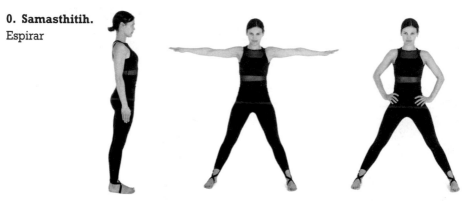

1. Ekam. Inspirar
Salta hacia la derecha, de modo que los pies queden separados a una distancia aproximada de 1 m o 1,20 m y paralelos entre sí. Esta variante es un poco más difícil que la anterior, así que puedes separar más los pies. Mientras saltas extiende los brazos hacia ambos lados, paralelos al suelo. Controlando los bandhas, dirige la inspiración hacia arriba y siente que tu energía interior fluye hacia fuera, a través de la punta de los dedos de las manos.

2. Dve. Espirar
Coloca las manos en la parte inferior del abdomen para entrar en contacto con uddiyana bandha. Esta posición es igual a la del paso 2 de la versión A, pero percibes los efectos de uddiyana bandha en una espiración en vez de en la inspiración. Mira hacia delante, a la punta de la nariz.

Sin contar. Inspirar

Siempre en contacto con tu uddiyana bandha, abre el pecho y el corazón. Mientras mantienes estirada la parte posterior del cuello centra la mirada en el drishti del tercer ojo (pág. 25) o mira al cielo.

3. Trini. Espirar-inspirar
(5 respiraciones)

Flexiona ligeramente las rodillas y flexiona el torso hacia delante desde las articulaciones de la cadera. Coloca la cabeza sobre la esterilla, entre los pies. Centra la mirada en nasagrai drishti y haz cinco respiraciones profundas completas. Si tu cabeza no llega al suelo flexiona un poco más las rodillas. Luego, soportando un poco de peso con la cabeza, estira las piernas.

4. Catvari. Inhalando

Flexiona ligeramente las rodillas y regresa a la posición del Vinyasa 2, pero esta vez centra la mirada en el drishti de la nariz o bien mira hacia delante. Comprueba que los pies estén paralelos entre sí y tensa las rótulas y los muslos.

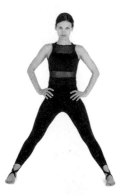

Sin contar. Espirar

Continúa en esta posición, con las manos sobre el bandha, durante toda la espiración. Sigue aportando una sólida base de apoyo a las piernas y comprueba tu uddiyana bandha.

5. Panca. Inspirar-espirar

Abre los brazos hacia ambos lados y a la altura de los hombros mientras inspiras y sientes que la energía atraviesa todo tu cuerpo para salir por la punta de los dedos de las manos. Mientras espiras, salta al frente de la esterilla y regresa a Samasthitih.

Estiramiento lateral C

Prasarita Padottanasana C

En esta tercera secuencia de estiramiento lateral, tienes que unir las manos detrás de la espalda, y eso convierte esta variante en la más difícil de todas.

Al controlar el bandha correctamente conseguirás girar el torso sin miedo, colocar la cabeza sobre la esterilla y quedar «suspendido» de la cadera. Y si aplicas bien mula bandha podrás asentar tus piernas sobre la esterilla para crear una sólida base de apoyo, mientras el bandha afloja las articulaciones de las rodillas y te permite liberar las articulaciones de los hombros.

Vinyasa: 5. Drishti: Nariz.

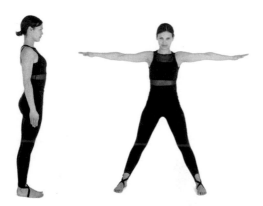

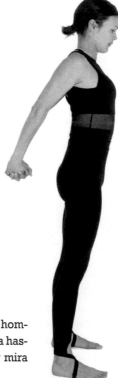

1. Ekam. Espirar-inspirar
Desde la espiración de Samasthitih (pág. 37), inspira mientras saltas o das un paso hacia la derecha, lleva los brazos a la altura de los hombros, y mira hacia delante.

2. Dve. Espirar
Con los brazos extendidos, gira las articulaciones de los hombros sobre sí mismas y lleva las manos detrás de la espalda hasta unirlas. Estira los brazos para alejarlas de las nalgas y mira hacia delante, a la punta de la nariz.

Sin contar. Inspirar

Gira los hombros hacia atrás, abriendo el pecho desde el esternón y el corazón. Eleva los brazos lo máximo posible, mueve la vértebra caudal hacia dentro y arquéate para estirar toda la columna. No dejes que tu cabeza caiga hacia atrás, pues esto «apretaría» la parte posterior del cuello y restringiría tu respiración. Estira las piernas y mira hacia el cielo.

3. Trini. Espirar-inspirar (5 respiraciones)

Flexiona ligeramente las rodillas, inclínate hacia delante desde la cadera y coloca la cabeza sobre la esterilla, entre los pies. Mete la barbilla hacia dentro, en dirección al esternón, y baja los brazos hacia el suelo. Estira las piernas.

Con la mirada en nasagrai drishti (pág. 25), haz cinco respiraciones profundas completas. La respiración ujjayi (pág. 23) y la conexión con tus bandhas te permiten mantener el equilibrio mientras acercas los brazos al suelo.

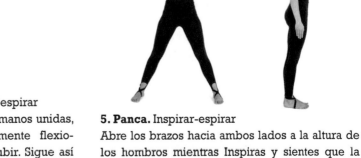

4. Catvari. Inspirar-espirar

Inspira, mantén las manos unidas, las rodillas ligeramente flexionadas y vuelve a subir. Sigue así mientras espiras completamente (sin contar). Continúa trabajando las piernas y mira hacia delante.

5. Panca. Inspirar-espirar

Abre los brazos hacia ambos lados a la altura de los hombros mientras Inspiras y sientes que la energía recorre todo tu cuerpo de abajo hacia arriba y sale por la punta de los dedos de las manos. Mientras espiras, regresa a Samasthitih.

Estiramiento lateral D

Prasarita Padottanasana D

Con la repetición de las tres variaciones precedentes de *Prasarita Padottanasana*, tus articulaciones (cadera y piernas) han estirado intensamente. En esta postura puedes acercar un poco más las piernas para disfrutar de un estiramiento aún más profundo. La distancia final entre tus pies estará regida por la relación entre el largo de tu columna y la flexibilidad de las articulaciones de tu cadera, así que cuanto más se abran esas articulaciones, más próximos pueden estar tus pies.

Vinyasa: 5. Dristi: Nariz.

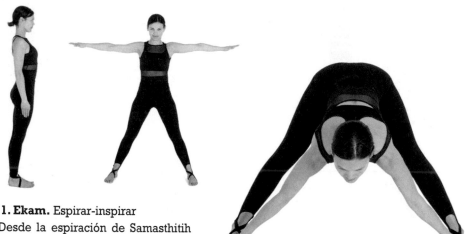

1. Ekam. Espirar-inspirar
Desde la espiración de Samasthitih (pág. 37), inspira y mientras das un paso a la derecha, lleva tus manos a uddiyana bandha y mira hacia delante.

2. Dve. Espirar
Flexiona ligeramente las rodillas, inclina el torso hacia delante desde las articulaciones de la cadera y coge los dedos gordos de los pies con los dos primeros dedos de cada mano.

Sin contar. Inspirar

Presionando con los pulgares, estira los brazos y centra la mirada en el drishti del tercer ojo. Emplea la fuerza de tu respiración y tus bandhas para prolongar la línea frontal de la columna y estira y trabaja los cuadríceps con intensidad.

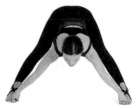

3. Trini. Espirar-inspirar (5 respiraciones)

Mirando hacia abajo, flexiona ligeramente las rodillas para aflojar articulaciones. Flexiona los codos e inclínate delante, sosteniendo el peso de tu cuerpo con la fuerte base de apoyo de los pies. Mueve la parte superior de la cabeza hacia abajo hasta que toque ligeramente la esterilla. Activa con fuerza los cuadríceps, tensando los muslos de tal modo que sientas que estás estirando la esterilla entre tus pies. Centra la mirada en nasagrai drishti (pág. 25) y haz cinco respiraciones profundas completas.

4. Catvari. Inspirar

Estira los brazos presionando con los pulgares y centra la mirada en el drishti del tercer ojo.

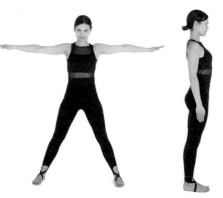

Sin contar. Espirar

Manteniendo la columna elevada, quita las manos de la esterilla y vuelve a entrar en contacto con uddiyana bandha. Flexiona ligeramente las rodillas para que los músculos de las piernas soporten el peso del torso inclinado hacia delante.

5. Panca. Inspirar-espirar

Mientras Inspiras, mantén el contacto con uddiyana bandha. Durante la espiración, salta hacia el frente de la esterilla y regresa a Samasthitih.

Flexión lateral hacia delante

Parsvottanasana

Esta Flexión lateral hacia delante te prepara para trasladar la base de apoyo a una sola pierna y precede los estiramientos de piernas que veremos a continuación. En esta asana cuadras la cadera y la mantienes nivelada gracias a la posición de la pierna que colocas más atrás, mientras estiras el torso encima de la pierna que adelantas. Tendrás que llevar los brazos hacia atrás y presionarlos con firmeza en la posición de plegaria invertida, ya que la presión de las manos impulsa el estiramiento de la columna.

Vinyasa: 5. Drishti: Dedos de los pies.

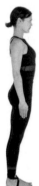

0. Samasthitih Espirar De pie, asegura tu base de apoyo en Samasthitih (pág. 37)

1. Ekam. Inspirar
Salta hacia la derecha de tal modo que los pies queden a unos 60 o 90 cm de distancia, y paralelos entre sí. Mientras saltas, lleva los brazos hacia atrás y gira los hombros hacia delante. Desliza el dorso de las manos por la espalda hasta que los bordes externos de los dedos meñiques se toquen. Luego une las palmas con firmeza mientras los meñiques quedan alineados con la región torácica de la columna. Mira hacia delante.

1. Ekam. Aún inspirando
Gira el pie derecho hacia fuera 90°. Inicia el movimiento desde la cadera derecha y gira toda la pierna para alinear el muslo, la rodilla, la espinilla y el pie. Gira la cadera para alinearla con la pierna. Presiona con las manos la zona torácica de la columna y arquéate abriendo el corazón. Centra la mirada en el drishti del tercer ojo.

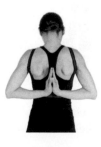

2. Dve. Espirar-inspirar (5 respiraciones)

Flexiona ligeramente la rodilla derecha e inclina el torso sobre la pierna derecha. Con la sensación de estar estirando la esterilla entre los pies, tensa las rótulas y los muslos. Dirige la presión de las manos hacia la cabeza. Ahora, alinea el torso con la pierna derecha. Centra la mirada en padhayoragrai drishti (pág. 25) y haz cinco respiraciones profundas completas.

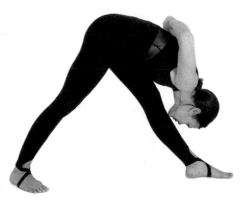

3. Trini. Inspirar

Vuelve a la posición mostrada en Vinyasa 1 y luego gira hacia la izquierda siguiendo las instrucciones del Vinyasa 2, invirtiendo las indicaciones. Cuando gires procura mantener los talones alineados y cuando arquees la espalda mete la vértebra caudal bien hacia dentro.

4. Catvari. Espirar-inspirar (5 respiraciones)

Flexiona ligeramente la rodilla izquierda para conseguir el giro completo de la pelvis y flexiona el torso sobre la pierna izquierda, como en Vinyasa 2. Centra la mirada en padhayoragrai drishti y haz cinco respiraciones profundas completas. Extiéndete hacia delante desde la región del corazón y aleja las costillas de la pelvis para mantener el control del bandha.

5. Panca. Inspirar-espirar

Inspira mientras subes lentamente y gira los pies para que vuelvan a quedar paralelos entre sí. Mientras espiras, salta al frente de la esterilla y vuelve a Samasthitih.

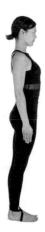

Elevaciones de pierna

Utthita Hasta Padangusthasana

Ahora te mantendrás de pie apoyándote sólo en una de tus extremidades. La mano libre descansa sobre uddiyana bandha para comprobar y mantener su activación. La cadera ha de estar nivelada, mientras se mueve sólo la pierna elevada. La cabeza se desplaza junto con el drishti (pág. 25) para equilibrar el peso de la pierna cuando se eleva hacia un lado, pero el torso sigue centrado en todo momento y el pie sobre el que te sostienes actúa como base de apoyo para todo el cuerpo.

Vinyasa: 14. Drishti: dedos de los pies, lejos a la derecha.

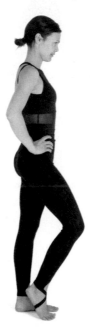

0. Samasthitih
Espirar

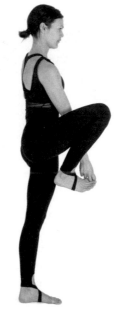

1. Ekam. Inspirar
Mira desde la punta de tu nariz hasta un punto en el suelo, a unos 3,5 m. Coloca las manos sobre la parte inferior del abdomen para entrar en contacto con uddiyana bandha y flexiona ligeramente la rodilla izquierda. Mueve el peso corporal hacia la pierna izquierda, elevando el talón derecho del suelo.

1. Ekam. Espirar
Flexiona la pierna derecha hacia arriba y coge el dedo gordo del pie con los dos primeros dedos de la mano derecha. Tensa la rótula y el muslo de la pierna izquierda y mantén una postura erguida, con la columna recta.

1. Ekam. Inspirar

Estira la pierna derecha de manera que los dedos del pie lleguen la altura de los ojos. Sujetar el dedo gordo te ayuda a dirigir la pierna hacia arriba. Si puedes mantener el equilibrio, centra la mirada en la punta de los dedos de este pie elevado.

2. Dve.

Espirar inspirar

(5 respiraciones)

Utilizando las fuerzas opuestas que se generan entre tus piernas, flexiona el codo derecho e inclina el torso hacia la pierna elevada hasta tocar la espinilla con el mentón. Mantén la mano izquierda sobre la cintura. Centra la mirada en los dedos de los pies (drishti en pág. 25) y haz cinco respiraciones profundas completas.

3. Trini. Inspirar

Lleva el torso hacia atrás, alejándolo de la pierna que has elevado, y mantente en pie, como en el Vinyasa 1.

4. Catvari. Espirar-inspirar (5 respiraciones)

Mueve la pierna elevada hacia la derecha. Los bandhas protegen la pelvis y la pierna que te sostiene. Sigue apuntando hacia arriba con el dedo gordo del pie y opón resistencia con los dedos de la mano que lo sujetan. Ahora mira hacia la izquierda, a un punto distante (parsva drishti, pág. 25). Haz cinco respiraciones profundas completas.

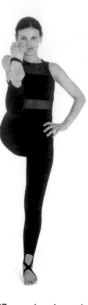

Utthita Hasta Padangushtasana, elevaciones de pierna.

5. Panca y 6. Shat.
Inspirar-espirar
Balancea la pierna elevada nuevamente hacia el frente. Espira. Inclínate hacia delante una vez más, con el mentón en contacto con la espinilla, como en el Vinyasa 2.

7. Sapta. Inspirar-espirar (5 respiraciones)
Vuelve a la posición erecta, continuando con la extensión desde la pierna elevada. Deja de sujetar el dedo gordo del pie y lleva la mano derecha hasta la parte inferior del abdomen. Envía tu energía interior hacia los dedos del pie elevado. Manteniendo la pierna arriba sin la ayuda de las manos, realiza cinco respiraciones profundas completas. Mirada en padhayoragrai drishti, pág. 25.

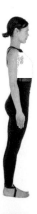

Sin contar. Espirar
Espira mientras desciendes lentamente la pierna hasta regresar a Samasthitih. Luego repite todos estos pasos con la otra pierna, invirtiendo las instrucciones para los vinyasas izquierdo y derecho.

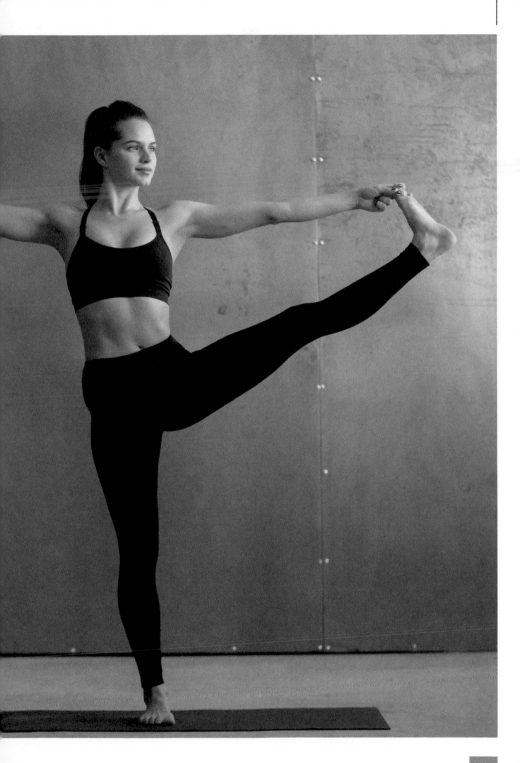

Medio Loto atado con flexión hacia delante

Ardha Baddha Padmottanhasana

Es una postura avanzada de equilibrio sobre una pierna mejora la circulación general. Esta asana con el Loto atado intensifica el proceso de purificación interna de las asanas de pie. El flujo sanguíneo hacia la pierna flexionada queda considerablemente reducido, y durante la flexión hacia delante el talón de dicha pierna presiona el bazo y el hígado. Luego, la sangre oxigenada vuelve a fluir con fuerza hacia los órganos y extremidades. El brazo que queda libre refuerza la base de apoyo que te brinda el pie.

Recuerda que no conviene seguir con la secuencia si tu postura es incorrecta.

Vinyasa: 9. Drishti: Nariz.

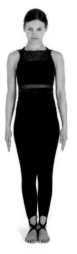

0. Samasthitih.
Espirar
Adopta una firme
base de apoyo en
Samasthitih (pág. 37).

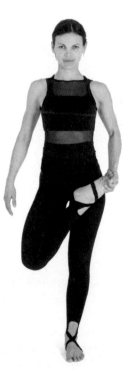

1. Ekam. Inspirar
Sin ayudarte con las manos, eleva la rodilla y el pie derechos hacia el pecho siguiendo tu eje central. Manteniendo el pie en ese eje, abre la cadera y deja que la rodilla derecha caiga hacia el lado derecho. Ahora sujeta el pie derecho con las manos y lleva el fémur hacia atrás para optimizar la apertura de la cadera. Relaja el músculo del peroné y mueve el talón hacia la parte interior izquierda del abdomen, sobre el hueso púbico. Sujeta el pie en ese lugar con la mano izquierda, extiende el brazo derecho y comienza a moverlo hacia atrás, para que rodee la espalda.

1. Ekam.

Todavía inspirando Sigue moviendo el brazo por detrás de la espalda hasta que con la mano derecha puedas tocarte el codo o la muñeca izquierda. Desliza la mano derecha hacia abajo para coger el pie derecho. Eleva la mano izquierda y centra la mirada en nasagrai drishti (pág. 25).

2. Dve. Espirar-inspirar (5 respiraciones)

Dobla ligeramente la rodilla derecha para flexionar el tobillo y gira la cadera. Inclina el torso hacia delante para apoyar la mano izquierda sobre la esterilla, al lado del pie izquierdo. La mano y el pie conforman tu base de apoyo, y evitan la hiperextensión de la articulación de la rodilla de la pierna estirada. Centra la mirada en nasagrai drishti y haz cinco respiraciones profundas completas.

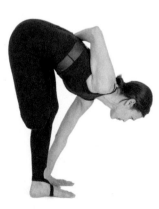

3. Trini. Inspirar-espirar

Inspira mientras ejerces una fuerte presión con la mano derecha; extiende el torso hacia delante y mira al horizonte. Mientras espiras, mira hacia abajo y mantén esta posición para asegurar el bandha. Al final de la espiración, transfiere tu peso corporal de la mano a la pierna sobre la que te apoyas y flexiona la rodilla.

4. Catvari y 5. Panca. Inspirar-espirar

Inspira, asume una postura erecta utilizando como base la pierna izquierda, eleva el brazo de ese mismo lado y centra la mirada en nasagrai drishti. Mientras espiras (vinyasa 5), afloja el pie y baja la rodilla derecha para regresar a Samasthitih. Para los vinyasas del lado izquierdo repite los vinyasas anteriores invirtiendo las instrucciones.

Postura en cuclillas

Utkatasana

Aquí regresamos a *Surya Namaskar* A (págs. 36-39) para realizar la secuencia que nos permite entrar y salir de la asana «Postura en cuclillas». *Utkatasana* marca el comienzo de la «secuencia del Guerrero». Produce un marcado estiramiento del tendón de Aquiles y las espinillas mientras la persona se «sienta» sobre una silla imaginaria.

Vinyasa: 13. Drishti: Hacia el cielo.

0. Samasthitih 6. Shat. Inspirar-espirar
Desde Samasthitih (pág. 37), Inspira y espira mientras realizas los vinyasas 1 a 6 de Surya Namaskar A (págs. 36-37), finalizando con una espiración en la postura del Perro mirando hacia abajo. De aquí en adelante, esta secuencia se llamará **«vinyasa hacia abajo»** y será considerada como un único paso.

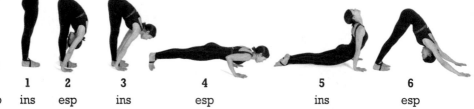

0	1	2	3	4	5	6
esp	ins	esp	ins	esp	ins	esp

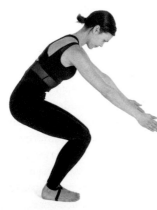

7. Sapta. Inspirar
Mira hacia delante, en dirección a un punto entre las manos, y salta hasta juntar los pies dentro del espacio que separa las manos. Asiéntate sobre los talones, las espinillas y los muslos, metiéndote hacia atrás con la vértebra caudal, estirando la parte posterior del cuello y comienza a elevar los brazos hacia ambos lados.

7. Sapta. Todavía inspirando

Continúa mirando la esterilla para estirar y aflojar el cuello y los hombros. Levanta los brazos, girando los hombros hacia abajo, une las manos y álzalas como en posición de plegaria. Centra la mirada en urdhva drishti (pág. 25) y realiza cinco respiraciones profundas completas.

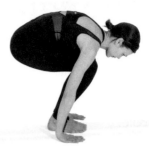

Sin contar. Espirar

Con las rodillas todavía flexionadas, baja las manos y colócalas a ambos lados de tus pies, siguiendo la línea de los hombros. Ahora mira un punto situado al frente de la esterilla y presiona las manos firmemente sobre el suelo.

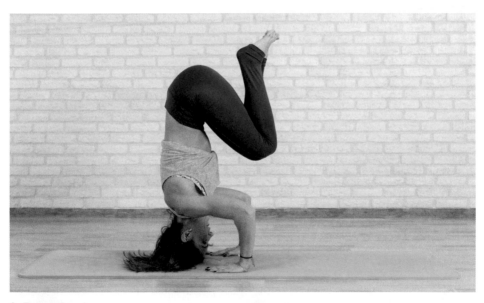

8. Astau. Inspirar

(Vinyasa 8) Presiona con fuerza sobre la esterilla y desplaza los hombros hacia delante hasta que sobrepasen la línea que une las muñecas. Valiéndote de mula bandha y uddiyana bandha elévate sobre las manos, sin olvidar que los pies y las rodillas deben permanecer «contraídos». Hay que mantener el equilibrio durante toda la inspiración. Espira y con un salto adopta el vinyasa 4 de Surya Namaskara A para finalizar en Samasthitih tras el «vinyasa hacia arriba», que describimos en el paso 8 de la página 89.

Secuencia del Guerrero

Virabhadrasana

La secuencia del Guerrero actúa como una intensa conclusión de las posturas de pie, y te hace volver al principio (*Surya Namaskar*, págs. 36-39). Esta vez, en lugar de asumir la postura del Guerrero y seguir adelante con la secuencia debes mantenerte inmóvil durante cinco respiraciones profundas completas. Experimentarás la sensación de sentirte atrapado entre el poder de dar un paso hacia delante y la fuerza de la quietud.

Vinyasa: 16. Drishti: Hacia el cielo y manos.

1-6. Vinyasa hacia abajo
Haz toda la secuencia hasta la postura del Perro mirando hacia abajo (pág. 86).

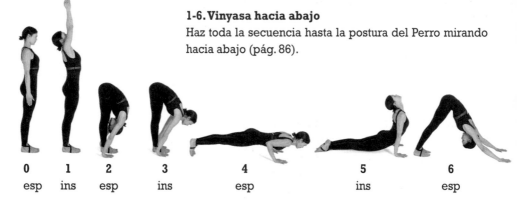

0	1	2	3	4	5	6
esp	ins	esp	ins	esp	ins	esp

7. Sapta. Inspirar-espirar (5 respiraciones)
Inspira, gira el talón izquierdo para alinearlo con el dedo gordo del pie derecho y da un paso hacia delante con ese pie hasta colocarlo entre las manos, a un lado del pulgar derecho, Eleva el torso y adelanta y cuadra la cadera dirigiendo la nalga derecha hacia abajo y el lado izquierdo de la ingle hacia delante. Mete la vértebra caudal hacia dentro y asiéntate sobre la pelvis y el muslo derecho hasta que la rodilla se sitúe por encima del pie derecho. Centra la mirada en urdhva drishti (pág. 25). Haz cinco respiraciones profundas completas.

8. Astau. Inspirar
Manteniendo la posición de plegaria estira la pierna derecha. Gira el pie derecho hacia dentro y el izquierdo hacia fuera, girando también el cuerpo hasta mirar hacia el lado izquierdo de la esterilla.

8. Astau. Inspirar-espirar (5 respiraciones)

Inspirar, gira el pie derecho hacia dentro y el izquierdo hacia fuera, gira también el cuerpo para mirar hacia la parte posterior de la esterilla. Espira y flexiona la pierna izquierda 90°, llevando la rodilla sobre el pie izquierdo. Contrae el abdomen para activar los bandhas. Sigue mirando hacia urdhva drishti y haz cinco respiraciones profundas completas.

9. Nava. Espirar-inspirar (5 respiraciones)

Espira y mantén la pierna izquierda flexionada en ángulo recto. Baja los brazos hasta la altura de los hombros (con las palmas hacia abajo) girando el pie derecho hacia fuera 90°. Gira el muslo derecho hacia arriba y gira el torso hacia la izquierda de la esterilla. Contrae el abdomen, centra la mirada en hastagrai drishti. Haz cinco respiraciones profundas completas.

10. Dasa. Espirar-inspirar (5 respiraciones)

Gira el pie derecho hacia fuera para flexionar la rodilla 90°. Repite el Vinyasa 9 (Nava), invirtiendo las indicaciones. Mantén la posición cinco respiraciones y en la última espiración gira y que el torso apunte hacia delante; apoya las manos sobre la esterilla, a los lados del pie derecho. Inspira, presiona las manos con firmeza y luego salta hacia arriba y espira.

11. Ekadasa. Inspirar

Presiona firmemente con las manos y luego salta y espira.

Vinyasa hacia arriba

Para llevarlo a cabo, efectúa los vinyasas finales de Surya Namaskar A (págs. 36-37) hasta finalizar en Samasthitih.

12	13	14	15	16	0
esp	ins	esp	ins	esp	ins

Esta asana, llamada *Kukkutasana* o postura del Gallo, exhibe una combinación de equilibrio, aplomo, elegancia y fuerza. Se asemeja a un gallo en el modo en que el pecho se desplaza hacia delante, y las manos recuerdan las patas de un ave. Es una de las pocas posturas en que es posible desactivar el mula bandha.

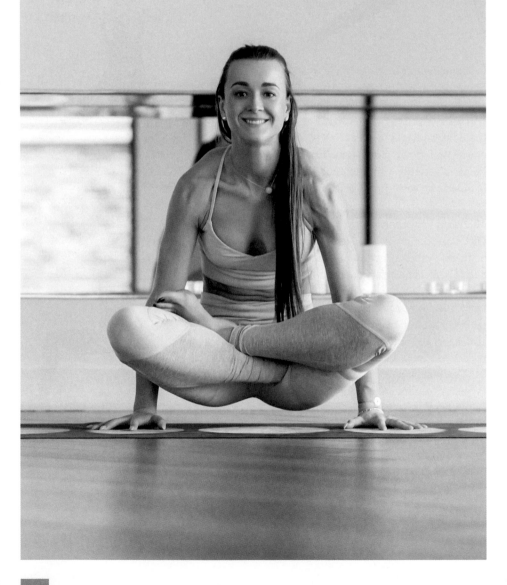

Secuencia
en posición sedente

En esta fase nos movemos desde una base de pie hasta otra sedente, mientras continuamos practicando asanas al hilo de la respiración. Tanto al entrar como al salir de las asanas en posición sedente los beneficios pueden apreciarse en su totalidad. La secuencia comienza en la postura Samasthitih, a la que volvemos al final.

A partir de Samasthitih encontramos una secuencia de siete movimientos que nos conducen hasta las asanas en posición sedente, y otra de seis movimientos que nos hacen salir de la asana y regresar a Samasthitih. Para simplificar las instrucciones, los movimientos que nos hacen pasar de una postura erguida en Samasthitih hasta la asana en posición sedente serán denominados «vinyasa hacia abajo» (pág. 86) y la secuencia de movimientos que conducen nuevamente desde la asana en posición sedente hasta Samasthitih los llamaremos «vinyasa hacia arriba» (pág. 88). Cuando una postura se repica hacia ambos lados –derecho e izquierdo–, hablaremos de un «medio vinyasa» compuesto por tres movimientos.

El tradicional método de práctica se denomina «vinyasa completo» (vinyasa hacia arriba y vinyasa hacia abajo, ver págs. 86-89), pero es aceptable practicar una forma abreviada sustituyéndolo por el «medio vinyasa» en el que no vuelves a la posición erguida de Samasthitih entre asana y asana (una vez concluida la parte izquierda, comienzas directamente la parte derecha de la siguiente asana).

De todas formas, hay posturas que poseen un vinyasa específico que no sigue esta regla general.

Para cada una de las asanas en posición sedente existe una elevación y una transición apropiada para salir de ellas.

La mayoría de asanas en las primeras series se concentran en la flexión hacia delante, a pesar de que periódicamente realizamos una semi flexión hacia atrás que actúa como «contrapostura».

Los practicantes deben desarrollar primero la flexión hacia delante por razones internas antes de pasar a la flexión hacia atrás. Por eso aquí, en las posturas en posición sedente, cultivamos aún más el trabajo del interior del cuerpo (bandhas) que ya hemos iniciado en la asana de pie.

Salto a través de los brazos

Sapta 7

En esta secuencia se detalla la transición desde la postura del Perro mirando hacia abajo hasta la postura del Bastón (*Dandasana*), y demuestra los aspectos más elegantes del «vinyasa hacia abajo».

Todas las técnicas que se necesitan para hacer flotar las piernas a través de los brazos pueden aprenderse en Saludo al Sol A (págs. 36-39). Si prestas atención al desarrollo de la fuerza y flexibilidad de tus muñecas en los vinyasas 3 y 7, tus manos te proporcionarán la base de apoyo necesaria para sustentar todo tu cuerpo. Esta secuencia cultiva mula bandha y uddiyana bandha (págs. 26-27).

6. Sat. Espirar
Haz el Vinyasa 6 (pág. 37) de la postura del Perro mirando hacia abajo y concéntrate en nabi chakra drishti (pág. 25). Centra tu mirada interior en mula bandha y uddiyana bandha. No tenses la región abdominal inferior. Los pies se mantienen alineados con la cadera y las manos separadas a la misma distancia que los hombros. Abre los dedos. No dejes caer los hombros.

7. Sapta. Todavía espirando
Espira aún más intensamente hacia los bandhas (págs. 26-27), y levanta la cabeza cambiando de drishti: desde el ombligo hasta el espacio que separa las manos, y luego mira hacia al centro de tu esterilla. Lleva los hombros hacia delante y extiéndelos, elevándote sobre las puntas de los dedos de los pies con las rodillas flexionadas. Mécete hacia atrás. Inicia la siguiente inspiración.

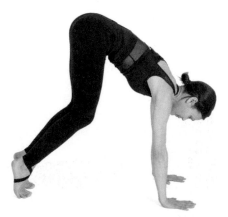

7. Sapta. Inspirar

Presiona las manos con firmeza y salta hacia arriba, con los pies juntos. Las nalgas se elevan para formar un arco ascendente que permite que la cabeza, hombros y tercio superior de la espalda se desplacen por delante de las muñecas. Mantén la mirada centrada en el drishti delante de tus manos. Los bandhas oponen resistencia al contacto con el suelo.

7. Sapta. Todavía espirando

Mantén elevadas las piernas y activados los bandhas mientras inspiras. Flexiónate un poco más hacia delante. Mientras te mantienes elevado desde los hombros, deja que las piernas se balanceen entre el espacio que separa ambas manos y luego cambia el drishti a padhayoragrai (dedos de los pies).

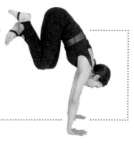

Para los principiantes, esta variante es fundamental. Mientras saltas cruza las piernas, «enterrando» las rodillas en el pecho. Intenta saltar hasta el punto de equilibrio y aterriza entre tus manos, sentándote con las piernas cruzadas (ver paso 6).

7. Sapta. Todavía espirando

Sin dejar el drishti padhayoragrai, resiste la tentación de caer de lleno sobre la esterilla. Tocar el suelo de forma controlada desarrollará aún más la fuerza de los brazos y te ayudará a reforzar y a cultivar la elevación interior.

7. Sapta. Espirar

Apoya suavemente las nalgas sobre la esterilla en Dandasana. Mantén la presión de las manos sobre el suelo hasta el final de la espiración. Ahora desplaza el drishti hacia la punta de la nariz (nasagrai).

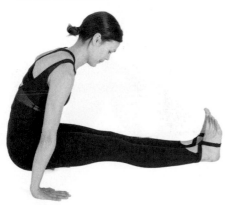

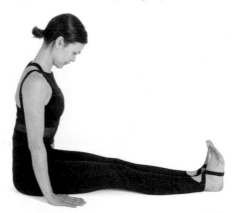

Salto hacia atrás

El Salto hacia atrás es lo contrario al Salto a través de los brazos (págs. 90-93), y esta secuencia de movimientos muestra los aspectos más agraciados del «vinyasa hacia arriba». Esta serie describe al detalle la correcta elevación que se necesita para salir fluidamente de las asanas en posición sedente.

Y El Salto hacia atrás es avanzado; a diferencia de su opuesto no te beneficias del impulso de un salto para iniciar la elevación desde el suelo. La condición fundamental para realizar este ejercicio de forma correcta es activar los bandha (págs. 26-27).

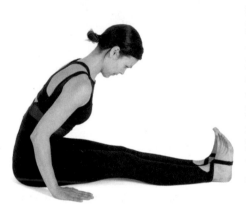

Sin contar. Espirar

Inspira mientras permaneces sentado en *Dandasana* (postura del Bastón, pág. 93, paso 7). Luego, espirando, pivota desde las articulaciones de la cadera, manteniendo la columna estirada y recta, y desplaza los hombros hacia delante. Acerca las manos a los muslos y apóyalas en un punto medio entre las rodillas y la cadera. Contrae el abdomen y centra la mirada en el drishti de los dedos de los pies.

10. Dasa. Inspirar

(Avanzado) Presiona firmemente las manos sobre el suelo mientras extiendes los hombros (el bandha de la axila) y elevas el cuerpo, cruzando los pies y acercando las rodillas al pecho.

(Intermedio.) Crea un efecto péndulo elevando las nalgas y las piernas cruzadas hacia delante y hacia arriba, preparado para balancearte hacia atrás con la potencia de la siguiente espiración.

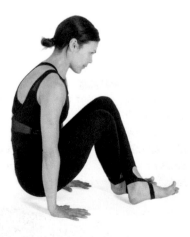

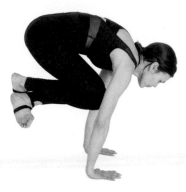

10. Dasa. Inspirar-espirar

(Avanzado) Aún con el cuerpo elevado gracias a la fuerza interna de los bandhas y el poder de la inspiración, gira desde las articulaciones de los hombros, balanceando las nalgas y las piernas hacia arriba y la cabeza hacia abajo. Deja que las muñecas se flexionen y mantén los hombros adelantados para que la cabeza actúe como contrapeso de las nalgas y las piernas. (Intermedio.) Espira y balancea las piernas hacia atrás y a través de los brazos. Es probable que tengas que tocar ligeramente el suelo con uno o ambos pies.

11. Ekadasa. Espirar

(Avanzado) Valiéndote del impulso del movimiento y el control direccional de uddiyana bandha, sigue elevando las nalgas, cambiando el drishti del frente a la parte posterior de la esterilla.

(Intermedio.) Impúlsate con los pies para facilitar la elevación de las nalgas, hasta que llegues a un punto de equilibrio situado por encima de las manos.

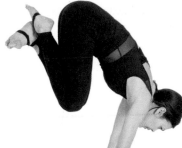

11. Ekadasa.

Todavía espirando

(Todos los niveles) Intenta «flotar» durante la espiración mientras mantienes la parte superior del cuerpo desplazada hacia delante y las piernas comienzan a estirarse, listas para tocar el suelo. Intenta ejercer una ligera presión entre los pies y las rodillas mientras mantienes las piernas juntas como si fueran una unidad. Ahora prepárate para flexionar los codos.

11. Ekadasa.

Todavía espirando

Estira las piernas por completo, separando los pies a la misma distancia que la cadera. Toca el suelo con la parte carnosa de la planta de los pies próxima a los dedos haciendo una plancha en alto. Presiona hacia abajo hasta Catvári (Vinyasa 4 del Saludo al Sol A, pág. 37), dejando que los pies se deslicen un poco sobre la esterilla, ajustándose a la completa extensión de las piernas y el cuerpo. Evita que la parte superior del torso caiga por debajo de la línea de los codos.

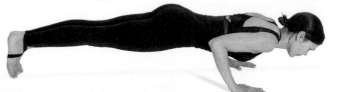

Flexiones hacia delante en posición sedente

Paschimottanasana

Esta postura tiene la finalidad de estirar completamente la parte posterior del cuerpo, desde los talones hasta la coronilla. Extiendes el torso a partir de la cadera y estiras y contraes el abdomen mientras te inclinas hacia delante hasta reclinarte sobre tus piernas. Esta postura puede parecer difícil, pero en realidad te prepara para las variantes más complejas de las flexiones hacia delante.

En Nava (vinyasa 9) no fuerces los hombros para tirar de ti hacia delante.

Vinyasa hacia abajo (vinyasas 1-6)
Realiza toda esta secuencia de movimientos hasta adoptar la postura del Perro mirando hacia abajo (pág. 86).

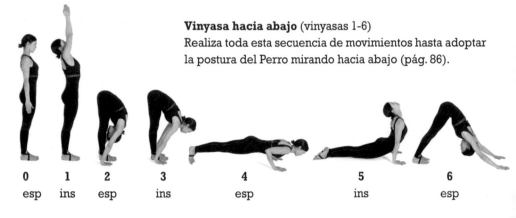

0	1	2	3	4	5	6
esp	ins	esp	ins	esp	ins	esp

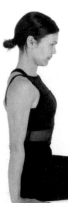

7. Sapta. Inspirar-espirar (5 respiraciones)
Salta hacia delante para que las piernas pasen entre los brazos y estíralas hasta colocarte en la postura del Bastón. Las manos bien presionadas sobre la esterilla para sostener y estirar la columna. Contrae el abdomen, dirigiendo la respiración hacia la espalda y el pecho, mete la barbilla y centra la mirada en el drishti de los dedos de los pies. Haz las cinco respiraciones completas.

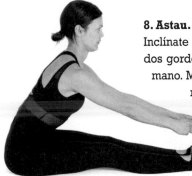

8. Astau. Inspirar

Inclínate hacia delante desde la cadera para cogerte los dedos gordos de los pies con los dos primeros dedos de cada mano. Mediante uddiyana bandha, «ábrete» mientras inspiras, alejando el pecho de las piernas para crear un espacio entre el hueso púbico y el esternón. Mantén el cuello estirado y centra la mirada en el drishti del tercer ojo. Estira los brazos, las piernas y la espalda.

9. Nava. Espirar-inspirar (5 respiraciones)

Afloja las rodillas y flexiónalas ligeramente. Extiende el torso sobre las piernas y apoya el mentón sobre las espinillas. Ahora tensa las rodillas y los muslos para estirar las piernas. Centra la mirada en el drishti del tercer ojo y haz cinco respiraciones profundas completas. Tras la quinta espiración, inspira y ábrete, como en el vinyasa 8, para pasar a las estas variantes con las manos:

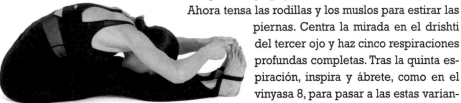

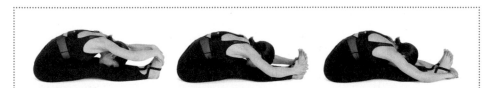

Mientras espiras, afloja un poco las rodillas y cambia la posición de las manos para hacer la primera variante (izquierda): colocarlas encima de la punta de los pies. Luego coge ambos lados de los pies (centro) y por último, sujétate las muñecas pasando por detrás de los pies (derecha). Espira y reclina el cuerpo sobre las piernas hasta volver a vinyasa 9.

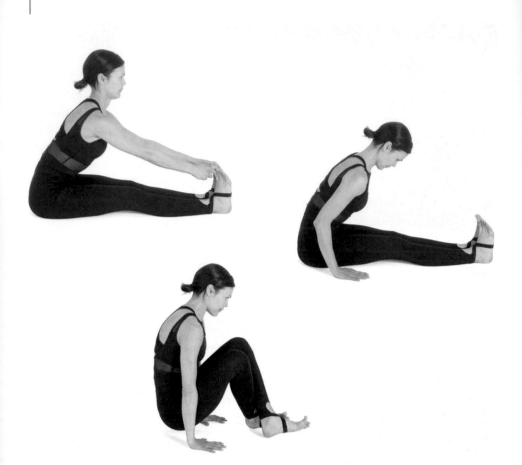

10. Dasa 11. Ekadasa. Inspirar-espirar-inspirar

Con los hombros más adelantados que las articulaciones de la cadera, espira y deja de cogerte los pies con las manos. Apóyalas sobre la esterilla, a ambos lados de los muslos (vinyasa 11). Presiona firmemente con las manos, cruza las piernas y levántalas de la esterilla y acerca las rodillas al pecho. Balancéate hacia atrás y espira, toca el suelo en Catvari (fig. 12).

Vinyasa hacia arriba

(Vinyasas 12-16) Tras completar las variantes que hemos descrito detalladamente en el recuadro, realiza esta secuencia de movimientos hasta finalizar en Samasthitih (pág. 89).

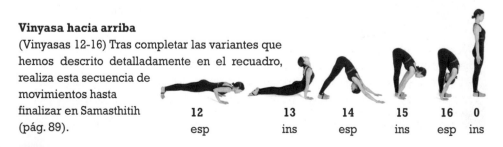

12	13	14	15	16	0
esp	ins	esp	ins	esp	ins

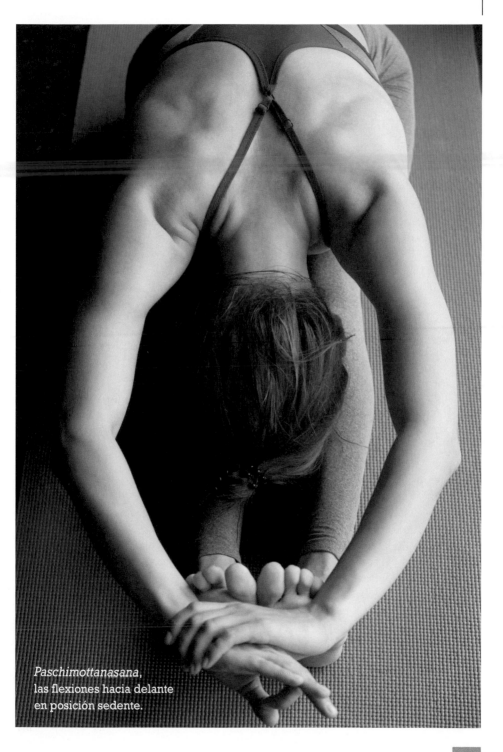

Paschimottanasana,
las flexiones hacia delante
en posición sedente.

Arco hacia atrás desde posición sedente

Purvattanasana

Los principios de esta serie primaria o Yoga Chikitsa (pág. 19) son alinear y purificar el cuerpo, tanto externa como internamente, para evitar las enfermedades cuyo origen no es otro que un desequilibrio en el funcionamiento de los órganos. Por eso es fundamental realizar las asanas correctamente y unirlas en un orden equilibrado y preciso de postura y contrapostura.

Vinyasa: 15. Distri: el tercer ojo.

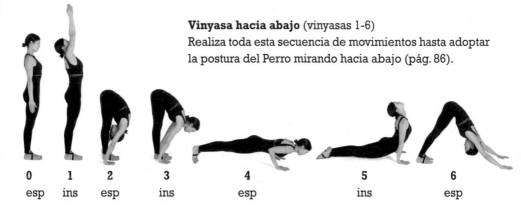

Vinyasa hacia abajo (vinyasas 1-6)
Realiza toda esta secuencia de movimientos hasta adoptar la postura del Perro mirando hacia abajo (pág. 86).

0	1	2	3	4	5	6
esp	ins	esp	ins	esp	ins	esp

7. Sapta. Espirar
Desde la postura del Perro mirando hacia abajo, pasa las piernas entre los brazos hasta adoptar *Dandasana*. Mientras espiras, gira los hombros hacia atrás y colocas las manos planas sobre la esterilla, separadas a la misma distancia que los hombros y a unos 20 cm por detrás de las nalgas, con los dedos apuntando hacia ti. Contrae el abdomen, eleva la región del corazón y centra la mirada en el drishti de los pies (pág. 25).

8. Astau. Inspirar

Presionando con las palmas de las manos, flexiona ligeramente las rodillas y desplaza el peso de tu cuerpo hacia los talones. Apunta hacia delante con los dedos de los pies y apoya las plantas firmemente sobre la esterilla. Sigue mirando el mismo drishti mientras levantas el cuerpo de la esterilla: te ayudará a fortalecer la base de apoyo de los pies.

8. Astau. Inspirar-espirar (5 respiraciones)

Empuja con los pies, tensa las rótulas y los muslos y eleva el cuerpo desde el hueso púbico. Intenta relajar las nalgas, contraer el abdomen y elevar aún más el pecho. Cambiando el drishti de los pies por el del tercer ojo (broomadhya), inclina lentamente la cabeza hacia atrás sin dejar caer la parte posterior del cuello. Sigue presionando con fuerza las manos para elevar los hombros. Siente el estiramiento desde los extremos de los dedos de los pies hasta la punta de la nariz y haz cinco respiraciones profundas completas.

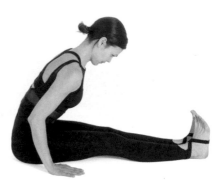

9. Nava. Espirar
Levanta la cabeza lentamente y desciende el cuerpo hasta volver a adoptar la posición sedente descrita en el paso (vinyasa) 7.

9. Nava. Todavía espirando
Inclina el torso hacia delante y apoya las manos con firmeza sobre la esterilla a ambos lados de los muslos. Mirada: drishti de los dedos de los pies.

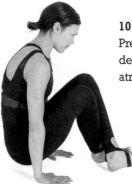

10. Dasa. Inspirar
Presiona las palmas sobre el suelo, cruza las piernas y levántalas de la esterilla, acercando las rodillas al pecho. Balancéate hacia atrás y espira; aterriza en Catvari (págs. 37).

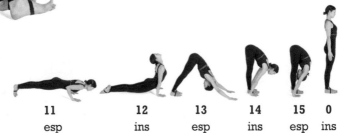

11	12	13	14	15	0
esp	ins	esp	ins	esp	ins

Vinyasa hacia arriba
(Vinyasas 11-15) Realiza toda la secuencia de movimientos hasta finalizar en Samasthitih (pág. 89).

Purvattanasana,
el Arco hacia atrás
desde posición sedente.

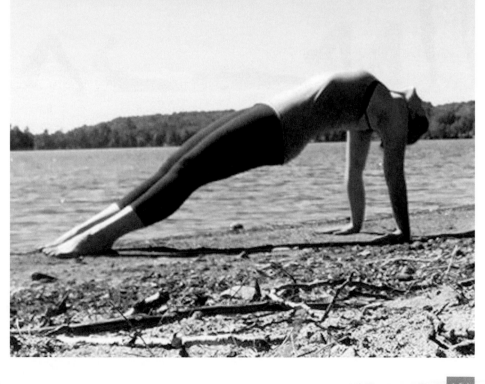

Medio Loto, sentado, flexión adelante

Ardha Baddha Padma Paschimottanasana

Es la variante en posición sedente del enérgico «Medio Loto atado con flexión hacia delante» (págs. 84-85). En este caso, el efecto de la gravedad intensifica la profundidad y la presión del talón del loto al hígado y al bazo. El «atado» asegura que se produzca una resistencia contra la cual el pie pueda flexionarse, lo que a su vez, presiona el talón con más fuerza contra los órganos del cuerpo.

Vinyasa: 22. Drishti: Dedos de los pies

Vinyasa hacia abajo (vinyasas 1-6)
Realiza toda esta secuencia de movimientos hasta adoptar la postura del Perro mirando hacia abajo (pág. 86).

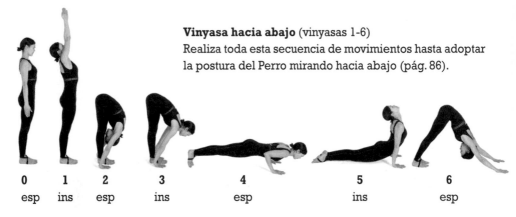

0	1	2	3	4	5	6
esp	ins	esp	ins	esp	ins	esp

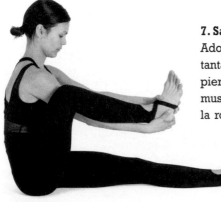

7. Sapta. Inspirar
Adopta la postura Dandasana (sentado) y, haciendo tantas respiraciones como sean precisas, relaja las piernas permitiendo la rotación lateral de ambos muslos. Levanta la pierna derecha, doblándola por la rodilla y girando el talón para ayudar a la rotación lateral de la pantorrilla hasta la rodilla. Recoge el pie con ambas manos.

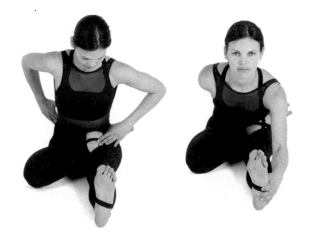

7. Sapta. Añadir respiraciones

Guiando el movimiento con la pierna y ayudándote con las manos, desplaza el fémur hacia bien atrás para permitir una ligera basculación posterior de la pelvis y así abrir al máximo la cadera. Asegúrate de relajar el muslo izquierdo. Relaja el músculo de la pantorrilla. Coloca la pierna apoyada perpendicular a la línea interior de la articulación de la rodilla elevada sin forzar.

7. Sapta. Respiración libre
Flexiona la planta del pie para llevar tu talón derecho hasta la zona inferior izquierda del abdomen, justo encima del hueso púbico. Sin mover el talón, gira el fémur y la rodilla hacia abajo.

7. Sapta. Respiración libre
Si colocas el talón en posición correcta, sólo los dedos de los pies sobrepasarán la cintura. Extiende el brazo derecho por detrás de la espalda.

7. Sapta. Inspirar
(Vinyasa 7). Sigue moviendo el brazo por detrás hasta cogerte el dedo gordo del pie derecho. Estira hacia delante la mano izquierda y cógete el pie izquierdo. Aleja el pecho de la pierna estirada hasta extender el brazo izquierdo. Cuadra los hombros y centra la mirada en nasagrai drishti (pág. 25).

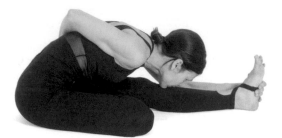

8. Astau. Espirar-inspirar (5 respiraciones)
Manteniendo la columna estirada, inclínate hacia delante.
Apoya el mentón sobre la espinilla de la pierna izquierda.
Flexiona el pie de tu medio loto atado para asegurar que apli-
que una profunda presión sobre el bazo, el hígado e intestino.
Centra la mirada en los dedos de los pies) y haz cinco respi-
raciones profundas completas. Si no puedes «atar» el pie con
que formas el loto, no te inclines sobre la pierna extendida.

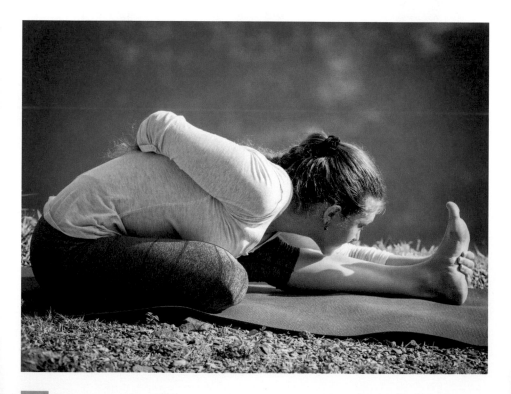

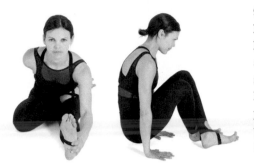

9. Nava 10. Dasa. Inspirar-espirar-inspirar Inspira y abre el pecho, como en Vinyasa 7. Espira, abandona la postura de medio loto atado, cruza las piernas y coloca las manos sobre la esterilla un poco más adelante que la cadera. (Vinyasa 10). Inspira mientras presionas sobre el suelo, levanta el cuerpo y espira. Balancéate hacia atrás para hacer Catvari (págs. 37).

11. Ekadasa 12. Dvadasa 13. Trayodasa. Medio vinyasa (Vinyasas 11-13) Efectúa medio vinyasa (pág. 91) hacia la izquierda, saltando de nuevo entre los brazos (vinyasas 14-17), repitiendo la estructura de los vinyasas 7-13 e invirtiendo las instrucciones referidas a los lados derecho e izquierdo. Luego haz el vinyasa hacia arriba para finalizar en Samasthitih (pág. 89).

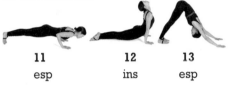

11	12	13
esp	ins	esp

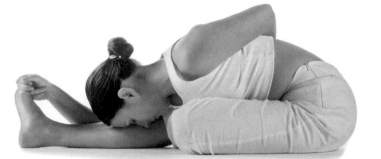

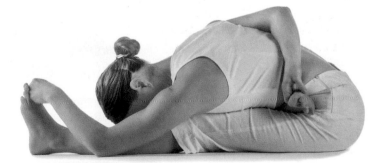

La pierna flexionada hacia atrás

Triang Mukhaikapada Psachimottanasana

Cuando colocas una pierna en la postura del Loto, su mitad inferior se «repliega» lateralmente sobre la línea interior de la articulación de la rodilla. Esta asana es la contrapostura de la anterior, y la pierna que queda apoyada en el suelo se flexiona de forma transversal, apuntado hacia atrás y siguiendo la línea exterior de la articulación de la rodilla. Unidas, facilitan la apertura de las articulaciones de la cadera, preparándote para el trabajo de cadera aún más profundo que exigen las siguientes asanas.

Vinyasa: 22. Drishti: Dedos de los pies.

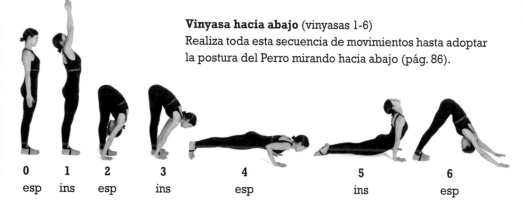

Vinyasa hacia abajo (vinyasas 1-6)
Realiza toda esta secuencia de movimientos hasta adoptar la postura del Perro mirando hacia abajo (pág. 86).

0	1	2	3	4	5	6
esp	ins	esp	ins	esp	ins	esp

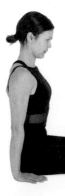

7. Sapta. Inspirar
Desde la postura del Perro mirando hacia abajo adopta la postura *Dandasana* (sentado).

7. Sapta. Inspirando todavía
Baja el cuerpo lentamente hacia la punta del pie derecho y cuadra las nalgas sobre la esterilla. Inclínate sobre la nalga izquierda y flexiona la pierna derecha hacia atrás.

7. Sapta. Inspirando todavía
Lleva ambas manos hacia delante para coger el pie izquierdo. Abre el pecho y aléjalo de la pierna izquierda hasta que los brazos se estiren. Cuadra los hombros y siéntate sobre la nalga derecha para cuadrar también la cadera. Contrae el abdomen y centra la mirada en el drishti del tercer ojo.

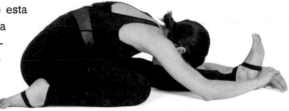

Para apoyar ambas nalgas en el suelo y lograr una rotación transversal de la pantorrilla, es posible que necesites aflojar y girar el músculo de la pantorrilla de la pierna flexionada hacia un lado. Para hacerlo, desplaza la cara interna del muslo hacia arriba y «clava» la cara externa en la esterilla.

8. Astau. Espirar-inspirar (5 respiraciones)
Flexiona el torso hacia delante, sobre la pierna izquierda. Para evitar caer sobre esta pierna, apóyate mejor sobre la pierna derecha flexionada mientras te extiendes al mismo tiempo hacia delante desde la nalga izquierda. Centra la mirada en el drishti de los dedos de los pies y haz cinco respiraciones profundas completas.

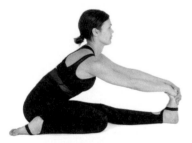

9. Nava y 10. Dasa. Inspirar-espirar-inspirar
Inspira y ábrete, como en Vinyasa 7. Espira, mantén el torso extendido hacia delante, deja de sujetar el pie y coloca las manos sobre la esterilla a ambos lados de los muslos. (Vinyasa 10). Inspira, mantén la pierna derecha flexionada y levanta el cuerpo de la esterilla. Flexiona la pierna izquierda y prepárate para balancearte hacia atrás hasta adoptar la postura Catvari (págs. 37).

11. Ekadasa 12. Dvidasa 13. Trayodasa. Medio vinyasa
(Vinyasas 11-13) Efectúa medio vinyasa hacia la izquierda, volviendo a saltar entre los brazos (Vinyasas 14-17), repitiendo la estructura de los vinyasas 7-13 e invirtiendo las instrucciones referidas a los lados derecho e izquierdo.
Tras completar el lado izquierdo realiza el vinyasa hacia arriba (vinyasas 18-22) para finalizar en Samasthitih (pág. 89).

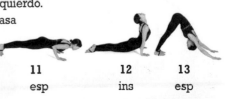

| 11 | 12 | 13 |
| esp | ins | esp |

Cabeza en la rodilla A

Janu Sirsasana A

Esta es la primera de las tres variantes en que la cadera forma diversos ángulos con los talones. En esta versión, la rodilla flexionada se coloca formando un ángulo aproximado de 80° o 90° en relación con la pierna extendida y el talón se apoya contra el perineo. Es importante que no eleves el isquión de la pierna doblada. El calor y la presión que ejerce el talón contra el perineo estimula la función del páncreas en los hombres; esta asana alivia también los síntomas de la cistitis.

Vinyasa: 22. Drishti: Dedos de los pies.

Vinyasa hacia abajo (vinyasas 1-6)
Realiza toda esta secuencia de movimientos hasta adoptar la postura del Perro mirando hacia abajo (pág. 86).

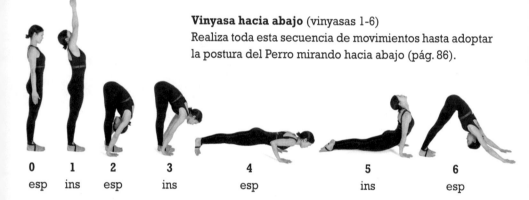

0	1	2	3	4	5	6
esp	ins	esp	ins	esp	ins	esp

7. Sapta. Inspirando todavía
Coge el pie izquierdo y aleja el pecho de la pierna izquierda extendida hasta que los brazos queden estirados del todo. Cuadra ahora los hombros y siéntate sobre las nalgas. Para corregir cualquier acción de torsión de la columna presiona sobre la nalga izquierda y gira la cadera derecha hacia delante. Activa los bandhas (pág. 26). Centra la mirada en el tercer ojo.

7. Sapta. Inspirar
Desde la postura del Perro mirando hacia abajo, salta y flexiona la rodilla derecha hacia dentro (avanzado). Aterriza suavemente sobre la esterilla, colocando el talón contra el perineo y la rodilla apuntando hacia el lado derecho a 80° o 90° (intermedio). Adopta con un salto la postura de *Dandasana* (sentado) y flexiona el talón derecho para presionar contra el perineo.

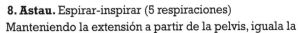

8. Astau. Espirar-inspirar (5 respiraciones)

Manteniendo la extensión a partir de la pelvis, iguala la distancia entre la articulación de la cadera y la axila a ambos lados del cuerpo. Acercando el ombligo al muslo flexiona los codos e inclina el torso sobre la pierna izquierda. Céntrate en tu mula bandha para asentarte sobre las nalgas. Centra la mirada en los dedos de los pies y haz cinco respiraciones profundas completas.

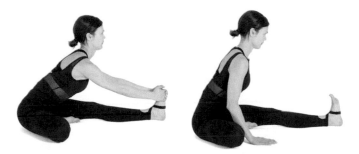

9. Nava y 10. Dasa. Inspirar-espirar-inspirar

Inspira y «ábrete» elevando el pecho para alejarlo de la pierna extendida, como en Vinyasa 7, y coge el pie izquierdo con ambas manos. Espira, deja de sujetar el pie y pon la mano izquierda sobre la esterilla, junto al muslo, y la mano derecha también sobre la esterilla, por delante de la espinilla. Vinyasa 10. Inspira, eleva el cuerpo de la esterilla y desliza la espinilla derecha por la parte posterior de tu brazo derecho. Flexiona la pierna izquierda y prepárate para balancearte hasta adoptar la posición Catvari (pág. 37).

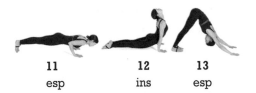

| 11 | 12 | 13 |
| esp | ins | esp |

11. Ekadasa 12. Dvadasa 13. Trayodasa. Medio vinyasa

(Vinyasas 11-13) Haz medio vinyasa (pág. 91) hacia la izquierda, saltando de nuevo a través de los brazos (vinyasas 14-17), repitiendo la estructura de los vinyasas 7-13 e invirtiendo las instrucciones (lados derecho e izquierdo).

Tras completar el lado izquierdo haz el vinyasa hacia arriba para finalizar en Samasthitih (pág. 89).

Cabeza en la rodilla B

Janu Sirsasana B

En la segunda variante el extremo de la rodilla flexionada forma un ángulo de 85° con la pierna extendida, y el talón se coloca directamente bajo el ano para reforzar la conexión física con mula bandha (pág. 26). Como en la secuencia A, esta asana también beneficia a los hombres, al estimular y tonificar su sistema urinario. También se da un estiramiento preparatorio para la siguiente variante.

Vinyasa: 22. Drishti: Dedos de los pies.

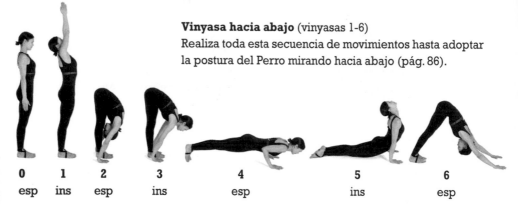

Vinyasa hacia abajo (vinyasas 1-6)
Realiza toda esta secuencia de movimientos hasta adoptar la postura del Perro mirando hacia abajo (pág. 86).

0	1	2	3	4	5	6
esp	ins	esp	ins	esp	ins	esp

7. Sapta. Inspirar
Adopta con un salto la postura de Dandasana (sentado) y flexiona el talón derecho hacia el perineo; ahora, empuja hacia abajo con las manos y eleva el cuerpo. Desplázalo hacia delante hasta «sentar» el ano sobre el talón.

7. Sapta. Inspirando todavía
Coloca la rodilla a unos 85° de la pierna extendida y coge luego el pie izquierdo. Flexiona el pie derecho para asegurarte de que el ano entre en contacto con el talón y céntrate en mula bandha. Centra el ombligo con la línea interior de la pierna izquierda, que permanece extendida, y centra la mirada en el tercer ojo.

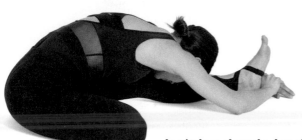

8. Astau. Espirar (5 respiraciones)

Iguala la distancia entre la la cadera y la axila a ambos lados del cuerpo. Inclínate hacia delante, flexiona los codos y lleva el torso lo más cerca posible de la pierna izquierda. Tensa la rótula y el muslo derecho y contrae los esfínteres anales para mantener el contacto con el talón. Drishti: dedos de los pies. Haz cinco respiraciones profundas completas.

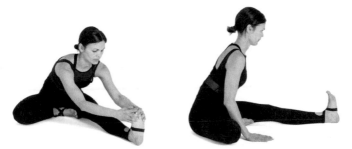

9. Nava y 10. Dasa. Inspirar-espirar-inspirar

Inspira y abre el pecho igual que en Vinyasa 7, y cógete el pie izquierdo con ambas manos. Espira, deja de sujetar el pie y coloca la mano izquierda sobre la esterilla, junto al muslo de ese mismo lado, y la mano derecha también sobre la esterilla, por delante de la espinilla derecha. (Vinyasa 10) Inspira, eleva el cuerpo de la esterilla y desliza la espinilla derecha por la parte posterior del brazo derecho. Flexiona la pierna izquierda y prepárate para balancearte hasta adoptar la posición de Catvari (págs. 37).

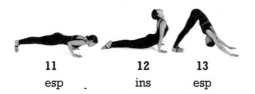

11	12	13
esp	ins	esp

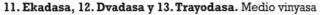

11. Ekadasa, 12. Dvadasa y 13. Trayodasa. Medio vinyasa

Haz medio vinyasa (pág. 91) hacia la izquierda, saltando de nuevo entre los brazos (Vinyasas 14-17), repitiendo la estructura de los Vinyasas 7-13 e invirtiendo las instrucciones referidas a los lados derecho e izquierdo. Tras completar el lado izquierdo realiza el vinyasa hacia arriba para finalizar en Samasthitih (pág. 89).

Cabeza en la rodilla C

Janu Sirsasana

En la tercera variante, el extremo de la rodilla flexionada forma un ángulo de 45° con la pierna extendida y el talón se alinea con el ombligo. El calor y la presión que produce el talón mientras el torso se inclina hacia delante es particularmente beneficiosa para las mujeres. Esta asana es también muy buena para el sistema reproductor femenino, aunque no debe practicarse en caso de embarazo.

Vinyasa: 22. Drishti: Dedos de los pies.

Vinyasa hacia abajo (vinyasas 1-6)
Realiza toda esta secuencia de movimientos hasta adoptar la postura del Perro mirando hacia abajo (pág. 86).

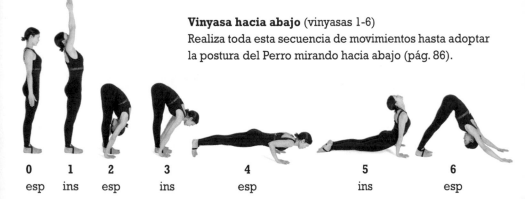

0	1	2	3	4	5	6
esp	ins	esp	ins	esp	ins	esp

7. Sapta. Inspirar
Desde la postura del Perro mirando hacia abajo, salta apoyándote en los brazos hasta adoptar Dandasana. Flexiona la pierna derecha recibiendo tu pie derecho en las manos. Ahora haz una flexión dorsal del pie derecho para estirar el tendón de Aquiles y gira lateralmente desde la rodilla la parte inferior de la pierna.

7. Sapta. Inspirando todavía
Asiéntate sobre la nalga izquierda manteniendo la rotación lateral y deja de flexionar el pie derecho. Sus dedos descienden hacia la esterilla. Apoya, al mismo tiempo, la planta a unos 45° de la pierna extendida. Con la mano izquierda eleva el talón del pie derecho hasta que alcance la posición vertical.

7. Sapta. Todavía inspirando

Desliza la mano derecha hacia fuera, partiendo desde debajo de los dedos del pie derecho, y apoya las dos manos sobre la esterilla, a ambos lados de las nalgas.

7. Sapta. Inspirando todavía

Apoya las nalgas sobre la esterilla, gira el muslo derecho hacia delante y haz descender la rodilla hasta la esterilla, a 45° de la pierna extendida. Inclínate hacia delante, cogiéndote el pie izquierdo y «ábrete». Une el ombligo con el talón mientras activas uddiyana bandha (pág. 26). Mirada: drishti del tercer ojo.

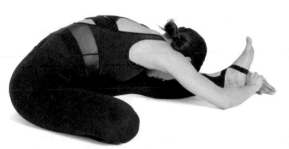

8. Astau. Espirar-inspirar
(5 respiraciones)

Flexiona los codos e inclínate sobre el talón derecho hasta que el mentón entre en contacto con la espinilla izquierda. Mirada en el drishti de los dedos de los pies. Haz cinco respiraciones profundas completas.

9. Nava y 10 Dasa.

Inspirar-espirar-inspirar

Inspira y «ábrete», como en Vinyasa 7. Espira, deja el pie y coloca la mano izquierda sobre la esterilla, junto al muslo, y la mano derecha también sobre la esterilla, por delante de la espinilla. (Vinyasa 10) Inspira, levanta el cuerpo y desliza la espinilla derecha por la cara posterior del brazo derecho. Prepárate para balancearte hasta Catvari (págs. 37).

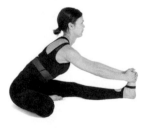

**11. Ekadasa, 12. Dvadasa
y 13. Trayodasa.** Medio vinyasa

(Vinyasas 11-13) Efectúa medio vinyasa (pág. 91) hacia la izquierda (vinyasas 14-17), repitiendo la estructura de los vinyasas 7-14. Invertir las instrucciones (lados derecho e izquierdo). Tras completar el lado izquierdo haz el vinyasa hacia arriba para finalizar en Samasthitih (pág. 89).

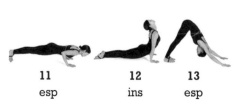

11	12	13
esp	ins	esp

Marichy A

Marichyasana A

Esta asana está dedicada al hijo de Brahma, Marichy, un gran sabio que fue abuelo de Surya, el dios del Sol, a quien saludamos (págs. 36-37) al comienzo de la práctica de yoga. De las ocho variantes, las primeras cuatro se relacionan con el Yoga Chikitsa, la serie primaria, para la depuración corporal. Estas cuatro variantes (A, B, C y D) son beneficiosas para el aparato digestivo; en las mujeres benefician el sistema reproductor.

Vinyasa: 22. Drishti: Dedos de los pies.

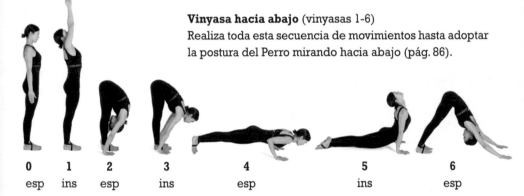

Vinyasa hacia abajo (vinyasas 1-6)
Realiza toda esta secuencia de movimientos hasta adoptar la postura del Perro mirando hacia abajo (pág. 86).

0	1	2	3	4	5	6
esp	ins	esp	ins	esp	ins	esp

7. Sapta. Inspirar
Desde la postura del Perro mirando hacia abajo, haz Dandasana (pág. 112) e inclínate hacia la izquierda. Flexiona la pierna derecha, coloca el pie frente a tu nalga derecha. Flexiona el pie izquierdo hacia atrás y siéntate erguido, preparado para efectuar el «atado».

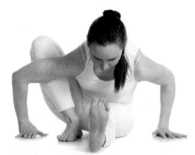

7. Sapta. Todavía inspirando
Coloca la mano izquierda sobre el lado izquierdo de la esterilla. Reclinándote sobre esta base, en posición semisentada, empuja con la mano para flexionar el torso hacia delante. Hazlo desde la cadera, como en las págs. 96-97. Ahora, extendiéndote desde el hombro derecho, estira el brazo derecho hacia delante y empieza a rodear la espinilla derecha.

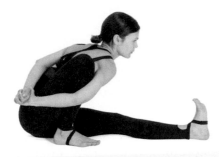

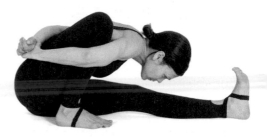

7. Sapta. Inspirando todavía
Gira el hombro hacia delante y flexiona el brazo hacia arriba, por detrás de la espalda. Maximiza la extensión del brazo izquierdo y flexiónalo hacia arriba por detrás de la espalda. Con la mano derecha cógete la muñeca izquierda y adelanta el hombro de ese mismo lado.

8. Astau. Espirar-inspirar (5 respiraciones)
Presiona el brazo «atado» hacia atrás. Intensifica la postura y utiliza las fuerzas opuestas entre la rodilla y los brazos para que el torso se incline hasta que el mentón toque la espinilla. Contrae uddiyana bandha (pág. 26). Dirige la respiración hacia el pecho y la espalda, drishti de los dedos de los pies, y haz cinco respiraciones completas.

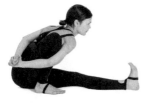

9. Nava. Inspirar
Inspira y «ábrete», regresando a la posición descrita en el paso 4.

Sin contar. Espirar
Deja de sujetarte la muñeca y coloca las manos sobre la esterilla. Levanta el pie derecho y centra la mirada en tu pie izquierdo.

10. Dasa. Inspirar
Presiona la rodilla derecha con fuerza contra la cara interna del brazo derecho; activa los bandhas, inclina el torso hacia delante y levanta la pierna izquierda. Flexiónala y mira un punto en el suelo mientras balanceas las piernas para hacerlas pasar entre los brazos en Catvari (págs. 37).

**11. Ekadasa, 12. Dvadasa
y 13. Trayodasa.** Medio vinyasa
Haz medio vinyasa (pág. 91) a la izquierda, saltando de nuevo a través de los brazos (Vinyasas 14-17), repitiendo la estructura de los Vinyasas 7-10 e invirtiendo las instrucciones sobre los lados derecho e izquierdo. Tras completar el lado izquierdo, haz el vinyasa hacia arriba para acabar en Samasthitih (pág. 89).

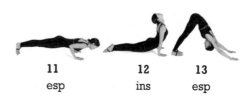

11	12	13
esp	ins	esp

Marichy B
Marichyasana B

Esta asana es beneficiosa para las mujeres al tonificar el útero y los ovarios, que masajea profundamente cuando el talón presiona la zona inferior del abdomen. Si el problema son los períodos menstruales dolorosos, la práctica de esta asana puede, con el tiempo, fortalecer el útero y mejorar el proceso menstrual. Precaución: las mujeres no deberían practicarla durante la menstruación. Es aconsejable que dejen de practicarla a partir del segundo mes de gestación.

Vinyasa: 22. Drishti: Nariz.

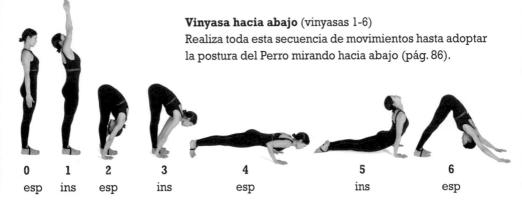

Vinyasa hacia abajo (vinyasas 1-6)
Realiza toda esta secuencia de movimientos hasta adoptar la postura del Perro mirando hacia abajo (pág. 86).

0	1	2	3	4	5	6
esp	ins	esp	ins	esp	ins	esp

7. Sapta. Inspirar
Desde la postura del Perro mirando hacia abajo, haz Dandasana y, sin usar las manos, flexiona y levanta la pierna izquierda. Sujetando el pie con ambas manos, relaja las nalgas y el muslo. Y, guiando el movimiento con la pierna izquierda, desplaza el fémur hacia atrás.

7. Sapta. Aún inspirando
Relaja el músculo de la pantorrilla izquierda y lleva el talón hacia la zona inferior derecha del abdomen. Sujetando el pie izquierdo con la mano derecha, apoya la mano izquierda sobre la esterilla. Inclínate sobre el muslo izquierdo para crear una nueva base de apoyo (ver pág. 116). Flexiona la rodilla derecha y coloca el pie derecho sobre la esterilla.

7. Sapta. Inspirando todavía
Extiende el torso sobre el talón izquierdo y mueve el brazo derecho hasta sobrepasar la cara interna del muslo derecho. Rodea la espinilla derecha. El talón ha de estar en contacto con la zona inferior del abdomen y sólo los dedos de ese pie pueden extenderse más allá de la espinilla derecha.

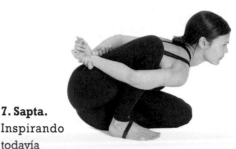

7. Sapta.
Inspirando todavía
Flexiona el brazo por detrás de la espalda y transfiere el peso de tu cuerpo a tu pie derecho. Extiéndete desde el hombro y flexiona el brazo izquierdo por detrás de la espalda, hasta que se encuentre con la mano derecha. Desplaza el hombro izquierdo hacia delante.

8. Astau. Espirar-inspirar (5 respiraciones)
Centra el pecho entre la rodilla izquierda flexionada y el pie derecho. Intensifica el «atado» e inclina el torso hacia abajo, hasta tocar la esterilla con la barbilla. El talón debería presionar el uddiyana bandha (págs. 26-27). Drishti (pág. 25) de los dedos de los pies. Haz cinco respiraciones profundas completas.

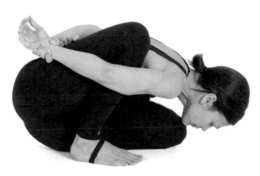

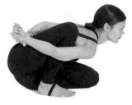

9. Nava. Inspirar
Inspira y «ábrete», regresando a la posición descrita en Vinyasa 7.

10. Dasa. Espirar-inspirar
Espira, deja de sujetarte la muñeca y mécete sobre las nalgas con las manos apoyadas sobre la esterilla. (Vinyasa 10). Inspira, presiona la rodilla derecha contra la cara interna del brazo derecho, activa los bandhas, inclina el torso hacia delante y levanta el cuerpo apoyándote en las manos. Mira un punto frente a la esterilla mientras te preparas para balancearte hacia atrás (Catvari, págs. 37).

11. Ekadasa, 12. Dvadasa
y 13. Trayodasa. Medio vinyasa.
Haz medio vinyasa (pág. 91). hacia la izquierda, repite pasos invirtiendo las instrucciones (lados derecho e izquierdo). Tras completar el lado izquierdo haz el vinyasa hacia arriba (vinyasas 18-22) para finalizar en Samasthitih (pág. 89).

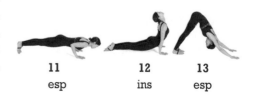

| 11 | 12 | 13 |
| esp | ins | esp |

Marichy C

Marichyasana C

En esta serie, la base de apoyo que proporcionan la pierna y la pelvis es la misma que en la versión A (págs. 116-117), pero en vez de atar la pierna flexionada con el brazo del mismo lado, se ata con el del lado contrario. Esto añade el efecto adicional de masajear órganos de la zona inferior del abdomen.

La asana beneficia toda la columna.

Vinyasa: 18. Drishti: Lejos, hacia los lados.

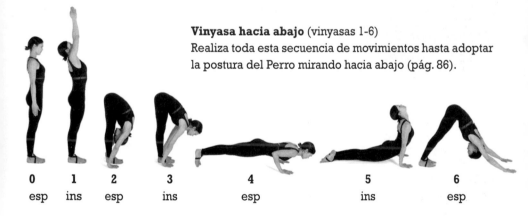

Vinyasa hacia abajo (vinyasas 1-6)
Realiza toda esta secuencia de movimientos hasta adoptar la postura del Perro mirando hacia abajo (pág. 86).

0	1	2	3	4	5	6
esp	ins	esp	ins	esp	ins	esp

7. Sapta. Inspirar
Pasa a Dandasana e inclínate hacia la izquierda, en posición semisentada. Flexiona la pierna derecha colocando el pie frente a tu nalga derecha. Flexiona el pie izquierdo hacia atrás y siéntate erguido con la columna recta, preparado para efectuar el atado.

7. Sapta. Inspirando todavía
Pon la mano derecha sobre la cara externa de la pierna derecha que has flexionado. Gira el pie derecho ligeramente hacia dentro, en dirección a la pierna contraria. Tu nalga derecha se despega de la esterilla mientras empujas la pierna flexionada hacia el lado izquierdo, hasta sobrepasar tu línea central.

7. Sapta. Todavía inspirando
Moviendo el hombro, gira el brazo izquierdo, flexiónalo en el codo y haz que rodee la espinilla derecha. No te inclines hacia atrás ni inicies aún la torsión de columna. Sigue sentado y un poco inclinado hacia delante mientras miras el frente de la esterilla.

7. Sapta. Todavía inspirando
Ahora flexiona internamente el torso, dobla el brazo derecho y guiando el movimiento con el extremo del codo inclínate hasta pasar por delante de la pierna flexionada. Sigue desplazándolo hasta que la axila toque el muslo.

7. Sapta. Inspirar-espirar (5 respiraciones)
La mano izquierda sujeta la muñeca derecha. Mueve la nalga derecha hacia la esterilla y mantente erguido desde la pelvis. Gira la columna y mira por encima del hombro (parsva drishti). Haz cinco respiraciones completas.

8. Astau. Espirar-inspirar
Espira, deja de sujetarte la muñeca y mécete hacia tu centro; luego coloca las manos sobre la esterilla, como en Vinyasa 10 (pág. 117). Activa los bandhas, mueve el torso hacia delante y levanta la pierna izquierda de la esterilla. Flexiónala y mira a lo lejos mientras balanceas las piernas y te preparas para Catvari (pág. 37).

9. Nava, 10. Dasa y 11. Ekadasa.
Medio vinyasa
Haz medio vinyasa (pág. 91) hacia la izquierda, regresando al Vinyasa 7. Repite los pasos invirtiendo las instrucciones (lados derecho e izquierdo). Luego haz el vinyasa hacia arriba (vinyasas 14-18). Finaliza en Samasthitih.

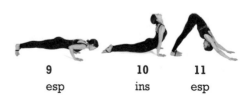

| 9 | 10 | 11 |
| esp | ins | esp |

Marichy D
Marichyasana D

En esta variante incorporas el trabajo de piernas que hemos visto en *Marichyasana B* y lo combinas con la torsión de *Marichyasana C*. El resultado es una sesión avanzada que comparte los beneficios de las tres primeras. Es la postura más difícil de la serie básica, y un buen indicador del nivel de práctica que hayas logrado. Es importante que consigas abrir correctamente la cadera y los tobillos antes de pasar a cualquiera de las próximas posturas. Recuerda que todas las variaciones de *Marichy* alternan las posiciones «semi sentado y semi levantado».

Vinyasa: 18. Drishti: Lejos, hacia los lados.

Vinyasa hacia abajo (vinyasas 1-6)
Realiza toda esta secuencia de movimientos hasta adoptar la postura del Perro mirando hacia abajo (pág. 86).

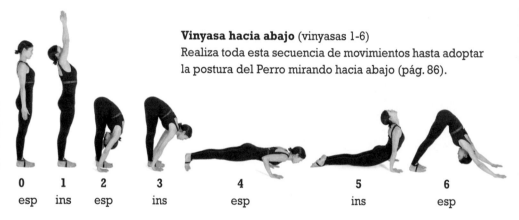

0	1	2	3	4	5	6
esp	ins	esp	ins	esp	ins	esp

7. Sapta. Inspirar
Desde la postura del Perro mirando hacia abajo, haz Dandasana (sentado). Sin usar las manos flexiona la pierna izquierda hasta formar el Loto; inclina el muslo hacia la esterilla. Flexiona la rodilla derecha y muévela hacia la nalga de ese mismo lado. Sólo los dedos del pie izquierdo sobrepasarán el muslo.

7. Sapta. Inspirando todavía
Pon la mano derecha sobre la cara externa de tu pierna derecha flexionada y gira el pie derecho ligeramente hacia dentro. Empuja la pierna flexionada hasta superar el pie en Loto. Sujétala y desplázala hacia el lado izquierdo mientras flexionas el torso hacia la derecha. Flexiona el brazo izquierdo y haz que la axila entre en contacto con la pierna derecha.

7. Sapta. Inspirando todavía

Moviendo el hombro sobre sí mismo, gira el brazo izquiedro, flexiónalo en el codo y rodea con él la espinilla derecha. No te inclines hacia atrás ni inicies aún la torsión de columna. Sigue sentado y ligeramente inclinado hacia delante mientras miras el frente de la esterilla.

7. Sapta. Inspirar-espirar (5 respiraciones)

Una vez desplazado el brazo izquierdo por delante de la pierna, siéntate hacia delante para completar el atado con la mano izquierda sujetando la muñeca derecha. Apóyate en el pie derecho y en el muslo izquierdo. Mantente erguido desde la pelvis. Estira la columna lumbar. Gira la zona torácica de la columna. Mira por encima del hombro derecho (lejos, parsva drishti). Flexiona el talón izquierdo hacia la zona abdominal inferior. Haz cinco respiraciones profundas completas.

8. Astau. Espirar-inspirar

Espirando, deja de sujetarte la muñeca y vuelve a centrar el cuerpo. Apoya las manos sobre la esterilla. Mantén la presión de la espinilla derecha sobre la parte posterior de tu axila y activa los bandhas (págs. 26-27). Inspirando, inclina el torso hacia delante, levanta el cuerpo del suelo y mantén el equilibrio sobre las manos. Levanta la cabeza y mira un punto frente a la esterilla mientras te preparas para Catvari (pág. 37).

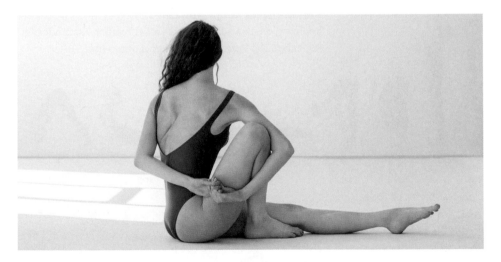

9. Nava, 10. Dasa 11 y Ekadasa. Medio vinyasa

Haz medio vinyasa (pág. 91) hacia la izquierda, regresando al Vinyasa 7. Desde este punto, repite los pasos siguientes, invirtiendo las instrucciones de los lados derecho e izquierdo. Al final haz el vinyasa hacia arriba (vinyasas 14-18) para finalizar en Samasthitih (pág. 89).

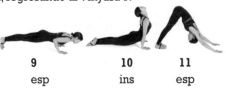

9	10	11
esp	ins	esp

La Barca

Navasana

Esta asana fortalece la región espinal. Si por dentro tu cuerpo es débil y aún no has cultivado los bandhas (págs. 26-27) a estas alturas de la práctica, hacer *Navasana* correctamente te costará. Para mantenerte «a flote», el ángulo que forman las piernas y la espalda ha de permitir que los dedos de tus pies queden a la misma altura que tus ojos. Se necesita un gran control de los bandhas para mantener la columna y las piernas rectas. La energía invisible de los bandhas se muestra al levantar el cuerpo con elegancia para hacerlo pasar por el espacio entre los brazos, hasta adoptar la postura de Equilibrio sobre las manos (el Árbol) y descender: todo ello sin que ninguna parte de su anatomía toque el suelo.

Vinyasa: 13. Drishti: Dedos de los pies.

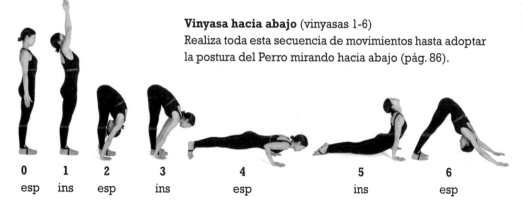

Vinyasa hacia abajo (vinyasas 1-6)
Realiza toda esta secuencia de movimientos hasta adoptar la postura del Perro mirando hacia abajo (pág. 86).

0	1	2	3	4	5	6
esp	ins	esp	ins	esp	ins	esp

7. Sapta. Inspirar-espirar (5 respiraciones)

Desde la postura del Perro mirando hacia abajo, haz pasar las piernas entre tus brazos sin que el cuerpo ni las piernas toquen la esterilla. Balancea las piernas hacia arriba mientras te sientas sobre las nalgas. Estira la espalda y las piernas para formar un ángulo en forma de V. Los ojos al mismo nivel que los dedos de los pies. Levanta el pecho y contrae la zona inferior del abdomen. Estira los brazos. La mirada en padhayoragrai drishti. Haz cinco respiraciones completas.

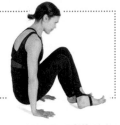

La alternativa a la elevación de las piernas rectas es cruzarlas, sin tocar el suelo, y desplazarlas hacia el pecho durante la espiración. Mantén las piernas flexionadas hacia dentro y resiste la tentación de tocar la esterilla con los pies.

8. Astau. Espirar

Con las piernas elevadas, coloca las manos sobre la esterilla delante de la cadera y contrae el abdomen aún más para activar los bandha. Mira hacia abajo y dirige hacia el suelo la energía interna que has conseguido, a través de las palmas de la mano.

8. Astau. Inspirar-espirar

Gira los hombros hasta colocarlos por delante de las muñecas y valiéndote de uddiyana bandha levanta el cuerpo. Utiliza los cuadríceps y mueve las piernas hacia atrás para que pasen a través de tus brazos. Ahora, mientras bajas la cabeza, eleva las nalgas y continúa subiendo hasta adoptar la postura de equilibrio sobre las manos. Espirando, gira desde la cadera y baja las piernas pasando nuevamente entre los brazos. Vuelve a la postura de la Barca, como en Vinyasa 7, durante cinco respiraciones profundas. Terminar en Catvari (pág. 37).

Vinyasa hacia arriba

(Vinyasas 9-13) Tras completar la última postura de equilibrio sobre las manos realiza toda sta secuencia de movimientos para finalizar en Samasthitih (pág. 89).

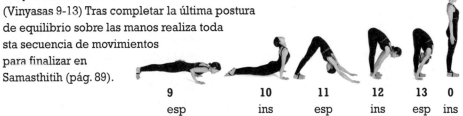

9	10	11	12	13	0
esp	ins	esp	ins	esp	ins

Postura de la presión de brazos

Bhujapidasana

La energía interna utilizada por los bandhas (págs. 26-27) se muestra dinámicamente en la transición entre el comienzo y el final de esta asana. Cuando la elevación interna se haya desarrollado suficientemente, el objetivo es llegar a la posición final en un solo movimiento, y para extender la barbilla hacia delante es imprescindible contar fuerza y control desde la postura inicial en equilibrio. El estiramiento limpia y purifica el esófago lo limpia y purifica.

Vinyasa: 15. Drishti: Nariz.

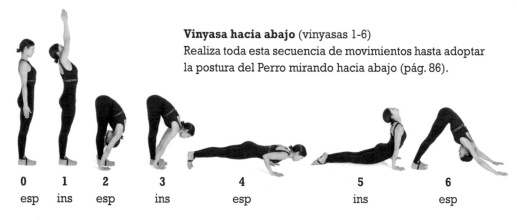

Vinyasa hacia abajo (vinyasas 1-6)
Realiza toda esta secuencia de movimientos hasta adoptar la postura del Perro mirando hacia abajo (pág. 86).

0	1	2	3	4	5	6
esp	ins	esp	ins	esp	ins	esp

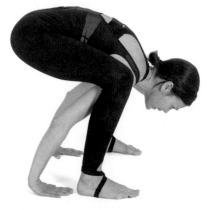

7. Sapta. Inspirar-espirar
Desde la postura del Perro mirando hacia abajo salta en el aire hasta que alcances el punto de equilibrio; sin embargo, en lugar de hacerlo a través de los brazos, como has hecho muchas veces en esta práctica, coloca las piernas alrededor de la cara externa de los brazos y cae sobre los pies.

7. Sapta. Inspirar

Transfiere el peso de tu cuerpo desde los pies a las manos y flexionando los hombros haz pasar estos a través de las piernas. Inclina la cabeza hacia abajo y levanta bien las nalgas. Ahora oprime los muslos internos con firmeza sobre la parte superior de los brazos y los hombros y presiona las manos con fuerza, preparándote para bajar las nalgas.

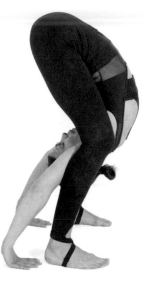

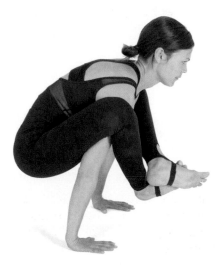

7. Sapta. Espirar

Desplaza los hombros hacia los muslos, con una presión equivalente y opuesta a la de las piernas. Levanta la cabeza y extiende el pecho para descender las nalgas hasta «sentarte» sobre la cara posterior de los brazos. Mantén el equilibrio con las manos mientras los pies flotan en el aire.

7. Sapta. Inspirar

Presionando con las palmas de las manos, levántate con fuerza usando los brazos; luego activa los bandhas y mientras elevas los pies cruza el derecho sobre el izquierdo.

8. Astau. Espirar-inspirar
Flexiona los codos espirando lentamente y sin permitir que las piernas ni los pies entren en contacto con el suelo toca la esterilla con la barbilla. Extiende las nalgas hacia atrás mientras desplazas la barbilla hacia delante. Centra la mirada en tu nasagrai drishti (nariz) y haz cinco respiraciones profundas completas.

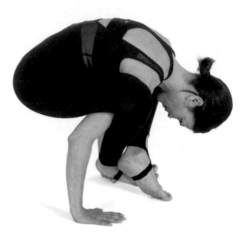

9. Nava y 10. Dasa. Inspirar-espirar
Inspira, levanta la barbilla, estira los brazos y piernas y mira hacia arriba. Espira mientras flexionas las rodillas para llevar la parte inferior de las piernas hacia atrás, manteniendo el equilibrio sobre los brazos. (Vinyasa 10) Con la fuerza de tu inspiración y uddiyana bandha levanta las rodillas para alejarlas de los brazos. Prepárate para impulsar las piernas hacia atrás y el pecho hacia delante y tocar el suelo en Catvari (pág. 37).

Vinyasa hacia arriba
(Vinyasas 11-15)
Realiza toda la secuencia de movimientos para finalizar en Samasthitih (pág. 89).

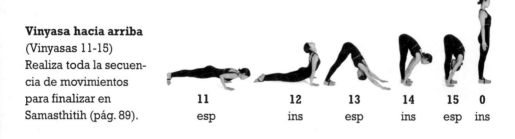

11	12	13	14	15	0
esp	ins	esp	ins	esp	ins

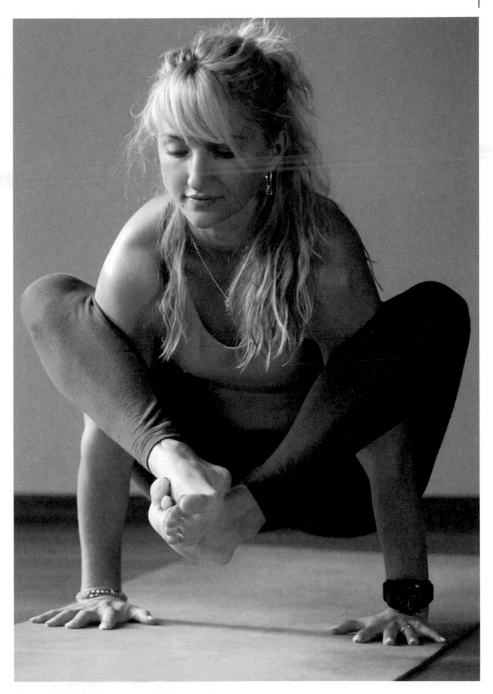

Bhujapidasana, o postura de la presión de brazos.
Es una de las posturas más bellas y difíciles de la primera serie de Ashtanga.

La Tortuga

Kurmasana y Supta Kurmasana

Esta postura recuerda la forma de una tortuga (*Kurma* significa «tortuga» y supta «durmiente»). La tortuga es lenta por naturaleza, lo mismo que esta postura, que haremos sin prisas. Además, esta asana es la puerta de acceso a *Nadi Shodhana*, o purificación del sistema nervioso.

Esta asana comienza a trabajar sobre el cuerpo sutil estimulando el kanda (plexo nervioso), en la zona inferior del abdomen, donde se originan los miles de nadis (canales de energía / nervios) del cuerpo. Ejerce también un efecto purificador sobre el corazón y los pulmones.

El peso de tus extremidades inferiores recaerá en la parte posterior del cuello, lo cual te permite fortalecer aún más la columna. También ensancha el pecho, corrige las dificultades respiratorias y cuando la fuerza física se equilibra con la duración de las inspiraciones y espiraciones, el sistema respiratorio puede alcanzar su máximo potencial.

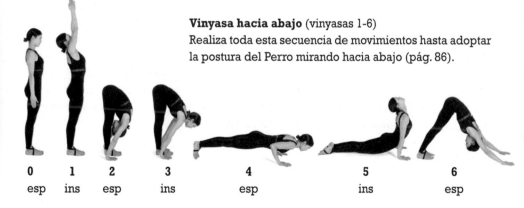

Vinyasa hacia abajo (vinyasas 1-6)
Realiza toda esta secuencia de movimientos hasta adoptar la postura del Perro mirando hacia abajo (pág. 86).

0	1	2	3	4	5	6
esp	ins	esp	ins	esp	ins	esp

7. Sapta. Inspirar
Desde la postura del Perro mirando hacia abajo, salta en el aire hasta el punto de equilibrio y coloca las piernas alrededor de la cara externa de tus brazos; a continuación, siéntate sobre la parte posterior de los brazos, como hemos visto en el paso 4 de la pág. 129, Vinyasa 7.

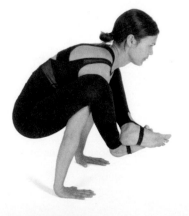

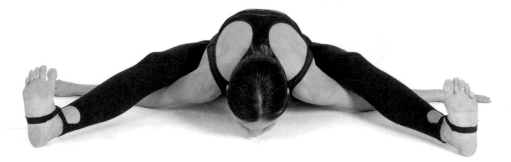

7. Sapta. Inspirando todavía

Flexionando los codos haz descender todo el cuerpo hasta la esterilla y estira los brazos hacia ambos lados desde debajo de las piernas. Sigue hasta que las caras interiores de las rodillas se apoyen sobre los hombros, sin presionar sobre los codos.

7. Sapta. Inspirar-espirar (5 respiraciones)

Desliza el hueso púbico hacia la esterilla y estirándote desde este hasta el esternón apoya el pecho en el suelo. «Ensancha» tu cuerpo desde los huesos del cuello y también desde los brazos a las puntas de los dedos y extiende la barbilla hacia delante. Ahora estira las piernas, elevando las rótulas y los muslos. Centra la mirada en broomadhya drishti (tercer ojo) y haz cinco respiraciones profundas completas.

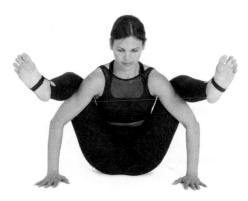

8. Astau. Espirar-inspirar

En este punto se pueden hacer transiciones hacia posturas más complejas, a criterio del maestro. Puedes colocar las piernas detrás de la cabeza (primero la izquierda y luego la derecha). O bien puedes flexionar las rodillas, retrayendo los talones para crear un espacio en el cual colocar las manos sobre la esterilla, separadas a la misma distancia que los hombros. Presiona con firmeza las palmas y levanta las piernas de la esterilla para sentarte sobre las nalgas. (La secuencia continúa en la página siguiente.)

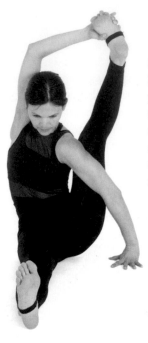

8. Astau. Espirar-inspirar

Espira, suelta la pierna derecha y coge el pie izquierdo con la mano derecha. Inspirar, presiona con firmeza con la mano izquierda para colocar el hombro izquierdo sobre el muslo de ese mismo lado. Con la columna recta y la pelvis en escuadra, estira la pierna izquierda.

8. Astau. Espirar

Flexiona la pierna izquierda. Rotando la articulación de la cadera gira la rodilla izquierda hacia fuera. Mientras flexionas la pierna por detrás de la cabeza, haz pasar el lado izquierdo de tu torso por delante del muslo izquierdo. Mantén la columna recta, presiona hacia atrás con el hombro izquierdo y levanta la cabeza. Suelta del pie la mano derecha.

8. Astau. Inspirar-espirar

Inspirando, mantén el equilibrio colocando la mano izquierda adelante. Luego flexiona la pierna derecha por encima del brazo del mismo lado y cógete el tobillo con la mano derecha. Espirando, levanta el músculo de la pantorrilla derecha con el pulgar derecho y desliza el pie izquierdo por debajo del tobillo derecho. Una vez más, haz pasar el torso por delante del muslo derecho. Ahora flexiona ambos pies para trabar las piernas detrás de la cabeza. Levántala y ensancha el pecho.

8. Astau. Espirar-inspirar (5 respiraciones)

Deja de cogerte el tobillo con la mano derecha y ponla sobre la esterilla; comienza a descender lentamente hasta apoyar la frente en el suelo. Girando las articulaciones de los hombros flexiona los brazos hacia arriba, detrás de la espalda. Cógete la muñeca izquierda con la mano derecha. Sin desactivar los bandhas (págs. 26-27), centra la mirada en broomadhya drishti (tercer ojo) y haz cinco respiraciones profundas completas.

9. Nava. Inspirar-espirar (5 respiraciones)
Espirando, deja de sujetarte la muñeca y coloca ambas manos sobre la esterilla. Presiona con firmeza con las palmas y comienza a elevar la cabeza del suelo. Inspira y, utilizando la fuerza de los brazos y bandhas, eleva el cuerpo. Haz cinco respiraciones profundas completas.

10. Dasa. Espirar-inspirar
Inspirando, destraba los pies y estira brazos y piernas. Mira hacia arriba. Espirando, flexiona las rodillas y desplaza hacia atrás la mitad inferior de las piernas, manteniendo el equilibrio sobre el dorso de la parte superior de los brazos. Levanta las rodillas para alejarlas de los brazos (pág. 87). Prepárate para «lanzar» las piernas hacia atrás y el pecho hacia delante y tocar el suelo en Catvari (pág. 37).

Vinyasa hacia arriba
(Vinyasas 11-15)
Realiza toda la secuencia de movimientos para finalizar en Samasthitih (pag. 89).

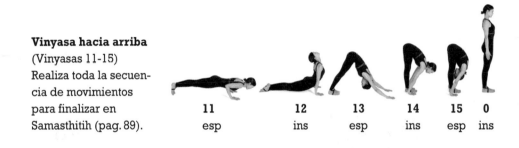

| 11 | 12 | 13 | 14 | 15 | 0 |
| esp | ins | esp | ins | esp | ins |

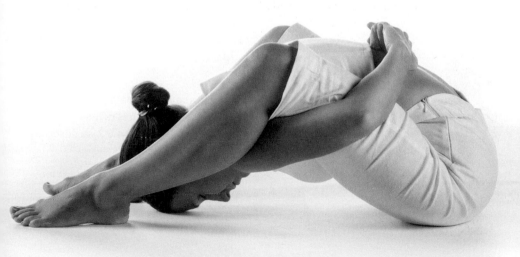

Postura del ángulo atado

Baddha Konasana

Esta postura, llamada también «del zapatero», se considera como la mejor de las asanas en muchos textos de Yoga, puesto que cura enfermedades relacionadas con el ano. Para lograr beneficios terapéuticos es imprescindible activar los bandha (págs. 26-27). Actúa como contrapostura de *Bhujapidasana* y la postura de la Tortuga (págs. 130-133). Los alumnos que lleven años sentándose en el suelo lograrán esta postura sin problemas, pero quienes habitualmente utilizan sillas pueden notar ciertas dificultades y cierto malestar mientras la aprenden.

Vinyasa: 15. Drishti: nariz.

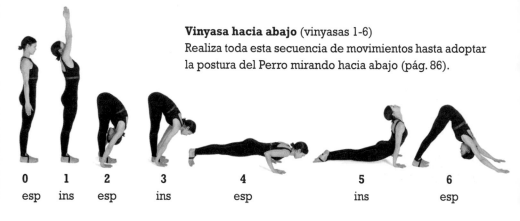

Vinyasa hacia abajo (vinyasas 1-6)
Realiza toda esta secuencia de movimientos hasta adoptar la postura del Perro mirando hacia abajo (pág. 86).

0	1	2	3	4	5	6
esp	ins	esp	ins	esp	ins	esp

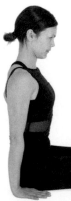

7. Sapta. Inspirar
Desde la postura del Perro mirando hacia abajo, salta para pasar las piernas entre los brazos y llegar a Dandasana. Siéntate con la columna recta y activa completamente mula bandha y uddiyana bandha, como se describe en la pág. 93 (Sapta 7, Espirando).

7. Sapta. Inspirar-espirar (5 respiraciones)
Flexiona las rodillas y acerca los talones al perineo para presionarlo; luego junta los pies y alza
las plantas (como si abrieras un libro). Presiona
las rodillas sobre la esterilla. Activando los bandhas, eleva el pecho y estira la columna. Con la
mirada en nasagrai drishti (nariz), haz cinco
respiraciones completas.

8. Astau. Espirar-inspirar
(5 respiraciones)
Acerca el hueso púbico al suelo y
flexionando el torso apoya la barbilla sobre la esterilla. Centra la mirada en nasagrai drishti (nariz) y haz
cinco respiraciones profundas completas. Con la energía de uddiyana bandha, sigue
ampliando el espacio entre el hueso púbico y el esternón con
cada inspiración.

8. Astau. Espirar-inspirar (5 respiraciones)
Inspirando, deja de estirarte hacia delante y vuelve a sentarte. Ahora espira, contrae el
cuerpo hacia dentro desde el abdomen y curva la columna hacia abajo de tal modo que
puedas apoyar la cabeza sobre las plantas de los pies. Con la mirada en nasagrai drishti
(nariz), haz cinco respiraciones profundas completas. Estírate desde la parte posterior del
cuello a fin de prepararte para la siguiente posición.

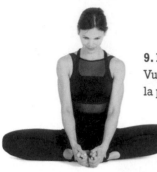

9. Nava. Inspirar
Vuelve a sentarte erguido y en la postura del Vinyasa 7.

10. Dasa. Espirar-inspirar
Espirando, deja de sujetarte los pies, cruza las piernas y coloca las manos sobre la esterilla, separadas a la misma distancia que los hombros, por delante de las articulaciones de la cadera. (Vinyasa 10.) Inspirando, presiona con firmeza las palmas de las manos, inclínate hacia delante, levanta el cuerpo de la esterilla y balancea las piernas entre los brazos, preparándote para tocar el suelo en Catvari (pág. 37) .

Vinyasa hacia arriba (Vinyasas 11-15)
Realiza toda la secuencia de movimientos para finalizar en Samasthitih (pág. 89).

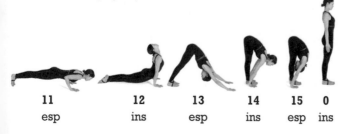

11	12	13	14	15	0
esp	ins	esp	ins	esp	ins

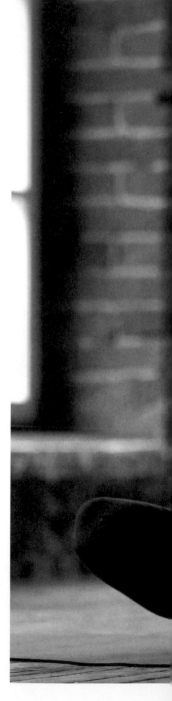

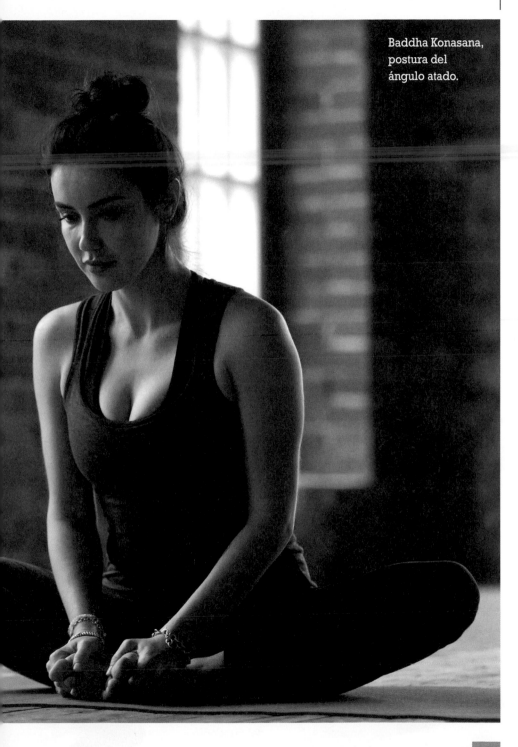

Baddha Konasana, postura del ángulo atado.

Postura del ángulo sentado

Upavishta Konasana

Esta la versión sedente de las posturas de pie de *Prasarita Padottanasana* (págs. 70-77). En este caso, como la base de apoyo cambia, el nervio ciático se estira mucho y se fortalece junco a otros nervios que se originan en la columna y recorren las piernas. Como resultado, se fortalecen la column a espinal, el tercio inferior de la espalda y la cintura. La aplicación de mula bandha y uddiyana bandha (págs. 26-27) es muy importante, no sólo para retener y dirigir la energía interna sino también para evitar cualquier estiramiento excesivo de los tendones del hueco poplíteo y el nervio ciático. El segundo componente de esta asana es la elevación de la postura, que requiere un control del equilibrio que demuestra realmente si hemos sabido aplicar los bandhas.

Vinyasa: 15. Drishti: el tercer ojo.

Vinyasa hacia abajo (vinyasas 1-6)
Realiza toda esta secuencia de movimientos hasta adoptar la postura del Perro mirando hacia abajo (pág. 86).

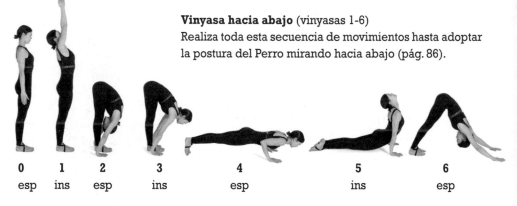

0	1	2	3	4	5	6
esp	ins	esp	ins	esp	ins	esp

7. Sapta. Inspirar
Desde la postura del Perro mirando hacia abajo, salta para pasar las piernas entre los brazos sin permitir que tu cuerpo ni las piernas toquen la esterilla. Abre las piernas todo lo que puedas e inclina el torso hacia abajo lentamente.

7. Sapta. Inspirando todavía
Estira las piernas y mueve los brazos hacia delante para coger los bordes externos de los pies. Presiona el pulgar sobre el punto que se encuentra entre la base del dedo gordo y el segundo dedo de cada pie. Eleva el pecho para alejarlo de las piernas hasta que los brazos y la espalda estén rectos. Centra la mirada en el drishti del tercer ojo.

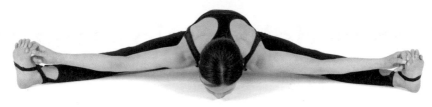

8. Astau. Espirar-inspirar (5 respiraciones)
Contrae la zona inferior del abdomen para mantener el tercio inferior de la espalda extendido, acerca el hueso púbico al suelo e inclínate hacia delante para colocar la barbilla sobre la esterilla. Gira los músculos de los muslos hacia el cielo y prolonga el estiramiento desde la ingle a los tobillos. Centra la mirada en el drishti del tercer ojo y haz cinco respiraciones profundas completas.

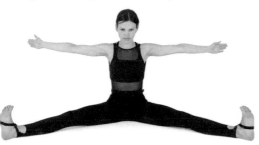

9. Nava. Inspirando
(Principiante / intermedio) Deja las manos libres, levanta la cabeza y el torso y eleva los brazos a la altura de los hombros. (Eventualmente podrás elevar las piernas hasta el punto de equilibrio descrito en el Vinyasa 9).

9. Nava. Inspirar-espirar (5 respiraciones)
Manteniendo las piernas extendidas, levántalas del suelo hasta que lleguen a tocar tus manos (avanzado). Cógete los bordes externos de los pies. Contrae la zona inferior del abdomen y desplaza el hueso púbico hacia delante. Centra la mirada en urdhva drishti (cielo) y haz cinco respiraciones profundas completas.

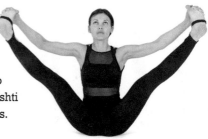

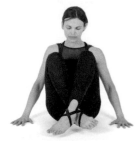

10. Dasa. Espirar-inspirar
Espirando, deja de sujetarte los pies y, sin que toquen el suelo, cruza las piernas y coloca las manos sobre la esterilla, por delante de las articulaciones de la cadera. (Vinyasa 10). Inspirar, presiona con firmeza las palmas, levanta el cuerpo de la esterilla y balancea las piernas. Finalizar en Catvari (pág. 37).

Vinyasa hacia arriba
(Vinyasas 11-15)
Realiza toda la secuencia de movimientos para finalizar en Samasthitih (pág. 89).

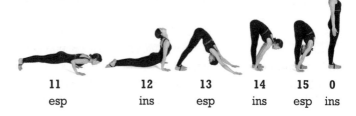

11	12	13	14	15	0
esp	ins	esp	ins	esp	ins

Postura del ángulo durmiente

Supta Konasana

Esta es la primera de las asanas invertidas y actúa como preparación inicial para *Salamba Sarvangasana* (págs. 162-165) y Chakrasana (págs. 155-157). Una vez más se parte desde Samasthitih (pág. 24), en este caso tumbados en el suelo, y para activar los bandhas (págs. 26-27) se añade una espiración adicional. Los músculos del cuello se fortalecen y los músculos que recorren coda la columna reciben un estimulante masaje.

Vinyasa: 16. Drishti: Nariz.

Vinyasa hacia abajo (vinyasas 1-6)
Realiza toda esta secuencia de movimientos hasta adoptar la postura del Perro mirando hacia abajo (pág. 86).

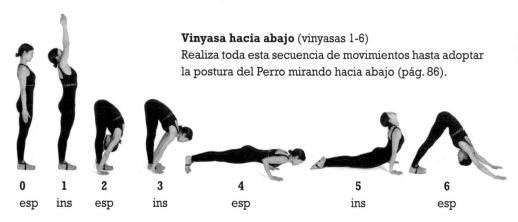

0	1	2	3	4	5	6
esp	ins	esp	ins	esp	ins	esp

7. Sapta. Inspirar-espirar
Desde la postura del Perro mirando hacia abajo e inspirando, salta para pasar las piernas entre los brazos y llegar a Dandasana, y centra la mirada en el drishti de los dedos de los pies. Espirando, activa los bandhas. Túmbate hasta que la espalda descanse recta sobre la esterilla. Activa el control de los bandhas y estira los brazos. Esta no es una postura de relajación ni de descanso: es como Samasthitih, tumbado en el suelo.

8. Astau. Inspirar
Gira los brazos hacia tu cuerpo y coloca las manos planas sobre la esterilla a ambos lados de los muslos. Con la energía de los bandhas, levanta las piernas sin flexionarlas. Empujado con los brazos eleva también las nalgas y la espalda.

8. Åstau. Espirar-inspirar
(5 respiraciones)
Espirando, «rueda» sobre los hombros y pasa
las piernas por encima de la cabeza hasta
que toquen el suelo, ábrelas y cógete los
dedos gordos con los dos primeros dedos
de cada mano. Centra la mirada en nasagrai drishti (nariz) y haz cinco respiraciones profundas completas.

9. Nava. Espirar
Activa los bandhas, empuja con la parte posterior de la cabeza y comienza a rodar sobre
la columna. Mantén la barbilla próxima al esternón. Ábrete y levanta la cabeza y el pecho.
Centra la mirada en broomadhya drishti (tercer ojo). Mantén este equilibrio durante el
segundo que separa el final de esta inspiración y el comienzo de la próxima espiración.

9. Nava, 10. Dasa y 11. Ekiidasa. Espirar-inspirar-espirar
Espirar. Con lentitud, haz la postura Vinyasa 8 del Ángulo en posición sedente, pág. 109.
(Vinyasa 10) Inspirando, levanta la cabeza y, espirando, pon las manos sobre la esterilla a
ambos lados de los muslos. (Vinyasa 11) Inspirando, levanta todo el cuerpo de la esterilla
y cruza las piernas. Espirar, balancea las piernas hacia atrás para que pasen entre tus
brazos y toca el suelo en Catvari (pág. 37).

Vinyasa hacia arriba
(Vinyasas 11-15)
Realiza toda la secuen-
cia de movimientos
para finalizar en
Samasthitih (pág. 89).

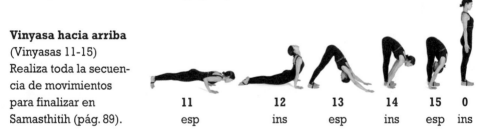

11	12	13	14	15	0
esp	ins	esp	ins	esp	ins

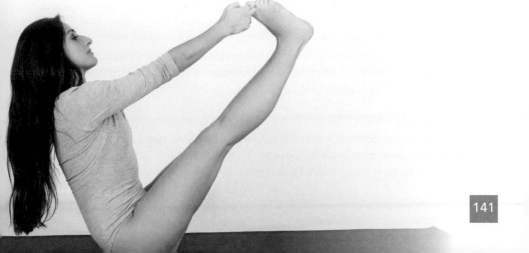

Elevaciones de pierna en posición supina

Supta Padangusthasana

Esta asana es la versión supina de las elevaciones de pierna que se realizan de pie (págs. 80-81). De nuevo entramos desde Samasthitih en posición horizontal (págs. 37 y 140). Es un ejercicio muy difícil, ya que te encuentras «de pie» mientras estás tumbado. La dificultad está en encontrar la conexión con tu base de apoyo. Es importante activar todos los bandas (págs. 26-27): el suelo pélvico, el abdomen, la garganta, ingles y axilas al tumbarse Tendrás que trabajar intensamente con la pierna que elevas como si estuvieras de pie.

Vínyasa: 28. Dristí: Nariz y hacia los lados.

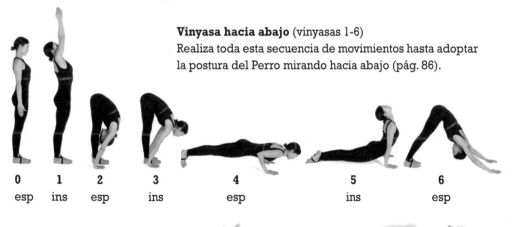

Vinyasa hacia abajo (vinyasas 1-6)
Realiza toda esta secuencia de movimientos hasta adoptar la postura del Perro mirando hacia abajo (pág. 86).

0	1	2	3	4	5	6
esp	ins	esp	ins	esp	ins	esp

7. Sapta. Inspirar-espirar
Desde la postura del Perro mirando
hacia abajo, Inspira y pasa las piernas entre los brazos para llegar a Dandasana (Sentado). Espirando, comprueba la alineación de la columna mientras te encuentras tumbado (como en el Vinyasa 7 en la página 140).

8. Astau. Inspirar
(Vinyasa 8) Pon la mano izquierda sobre el muslo derecho: esta es la pierna que elevarás. Activa los bandas y eleva, bien recta, la pierna derecha. Coge el dedo gordo del pie derecho con los dos primeros dedos de la mano derecha y centra la mirada en el drishti de los dedos del pie.

9. Nava. Espirar-inspirar (5 respiraciones)
Espirando, empuja con fuerza hacia abajo con la pierna izquierda, como
si te pusieras de pie sobre ella, y despega completamente la espalda de la esterilla. Centra la mirada en nasagrai drishti (la
punta de la nariz, ver pág. 37) y haz cinco
respiraciones profundas completas.

10. Dasa. Inspirar
Mantén ambas piernas activadas y desciende la espalda y la cabeza hasta la esterilla,
para adoptar la misma posición descrita en Vinyasa 8.

11. Ekadasa. Espirar-inspirar (5 respiraciones)
Sin dejar de activar mula bandha y uddiyana bandha, presiona la mano izquierda con
firmeza sobre el muslo izquierdo. Espirando, afloja la articulación derecha de la cadera,
gira esa pierna también a la derecha y apóyala sobre la esterilla. Gira la parte interna del
muslo hacia abajo y apoya el tobillo en la esterilla. Gira la cabeza para mirar por encima
del hombro izquierdo hacia parsva drishti y haz cinco respiraciones profundas completas.

12. Dvadasa. Inspirar
Presiona con firmeza con tu mano izquierda y eleva la pierna derecha hasta un plano
vertical, como se describe en Vinyasa 8. (La secuencia continúa en la página siguiente.)

13. Trayodasa, 14. Caturdasa y 15. Pancadasa.
Espirar-inspirar-espirar
Espirando, eleva la espalda de la esterilla y acerca el mentón a la espinilla como en Vinyasa 9. (Vinyasa 14). Inspirar, desciende hasta apoyar la espalda
y la cabeza sobre la esterilla, como en Vinyasa 8. (Vinyasa
15) Espirando, baja la pierna y el brazo derechos hasta
el suelo y vuelve a tumbarte en posición neutral. Desde el Samasthitih tumbado, repite (invirtiendo las
indicaciones referidas a derecha o izquierda) los
pasos anteriores para la pierna izquierda (vinyasas 16-23).

24. Caturvimsatih Chakrasana

Tras completar el lado izquierdo, inicia Chakrasana o Vuelta hacia atrás (Vinyasa 24). Coloca las manos planas sobre la esterilla a ambos lados de los muslos y utilizando la energía interna que te suministran los bandhas eleva ambas piernas rectas. Dirige la elevación interna hasta las piernas y en dirección al cielo, y empujando con los brazos sobre la esterilla eleva las nalgas y la espalda del suelo. Es muy importante conseguir realizar esta acción inicial correctamente, ya que es la misma que se necesita para elevar el cuerpo en la postura sobre los hombros (págs. 162-165).

Chakrasana. Inspirar
Sigue elevando la espalda y pasa las piernas por encima de tu cabeza, formando un ángulo de unos 45°. Levanta los brazos hasta colocarlos sobre la cabeza. La sincronización entre la respiración y el movimiento (la esencia de vinyasa) es vital para generar una elegante vuelta hacia atrás que te permite elevar el cuerpo y el impulso que lo balancea.

Chakrasana. Inspirar
Fluyendo con el momento del balanceo, coloca las manos sobre la esterilla a ambos lados de tu cabeza, con los dedos apuntando hacia los hombros. En el momento exacto en que ruedes hasta llegar al extremo de los hombros presiona las palmas de las manos con firmeza. Impulsa las piernas hacia atrás, en sincronía con las manos (que empujan). Conviene desarrollar la elevación interna y sincronizar el empellón de tus manos con el flujo de la inspiración.

Chakrasana. Espirar
A la vez que impulsas las piernas hacia atrás y empujas con las manos, balancea la cabeza y toca el suelo con la parte carnosa de las plantas de los pies (próxima a los dedos). Flexiona los codos casi sin separarlos de los laterales del torso y desciende para adoptar Catvari (pág. 37). Centra la mirada en nasagrai drishti (nariz).

Vinyasa hacia arriba
(Vinyasas 24-28)
Realiza toda la secuencia de movimientos para finalizar en Samasthitih (pág. 89).

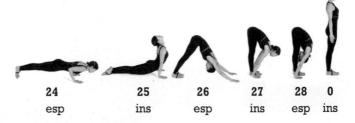

24	25	26	27	28	0
esp	ins	esp	ins	esp	ins

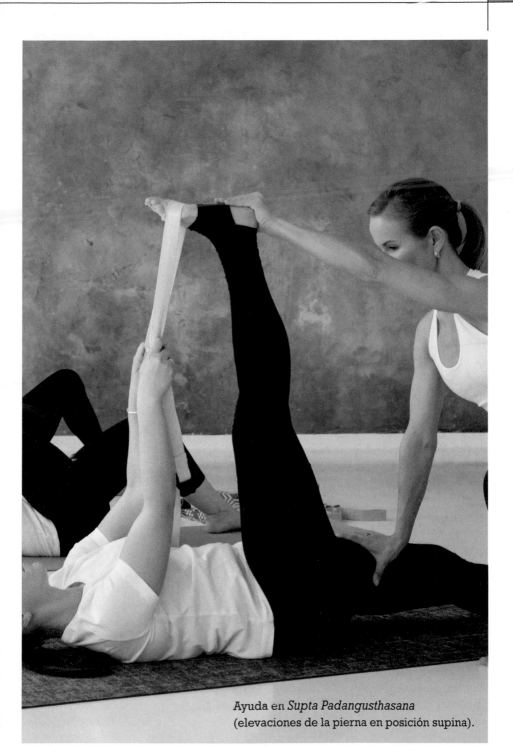

Ayuda en *Supta Padangusthasana*
(elevaciones de la pierna en posición supina).

Los dos dedos gordos

Ubhaya Padangusthasana

Esta asana es la misma que *Supta Konasana* o apostura del Ángulo durmiente (págs. 140-141), con la diferencia de que en este caso el ángulo se cierra y ambas piernas se unen. Es particularmente beneficiosa para purificar y fortalecer la cintura, el estómago, el ano y los genitales. Ayuda a preparar la columna para la última postura de la serie de Yoga Chikitsa (págs. 48-157), El Puente (págs. 152-153) y las posturas finales (págs. 158-171).

Vinyasa: 15. Drishti: El tercer ojo.

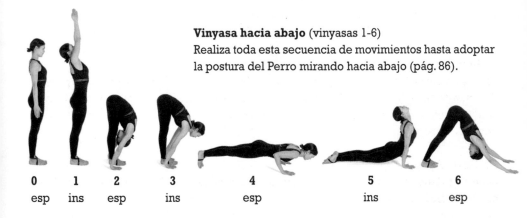

Vinyasa hacia abajo (vinyasas 1-6)
Realiza toda esta secuencia de movimientos hasta adoptar la postura del Perro mirando hacia abajo (pág. 86).

0	1	2	3	4	5	6
esp	ins	esp	ins	esp	ins	esp

7. Sapta. Inspirar-espirar
Desde la postura del Perro mirando hacia abajo e inspirando, salta para pasar las piernas entre los brazos y llegar a Dandasana (Sentado). Espira y comprueba la alineación de tu columna mientras estás tumbado, como se describe en Vinyasa 7 en la pág. 140.

8. Astau. Inspirar
Pon las manos sobre la esterilla a ambos lados de los muslos. Con la energía interna de los bandhas eleva las piernas extendidas. Empujando con las manos, eleva las nalgas y la espalda y rueda hacia atrás sobre los hombros. Pasa las piernas por encima de la cabeza y cógete los dedos gordos con los dos primeros dedos de cada mano. Estira y extiende las piernas y la espalda y centra la mirada en nasagrai drishti (nariz).

8. Astau. Espirar

Como si estuvieses estirando la cuerda de un arco, flexiona aún más la parte posterior del cuello. Procura utilizar toda tu espiración y, al final de la misma, contrae la parte inferior del abdomen y activa los bandha. Sigue mirando hacia nasagrai drishti.

9. Nava. Inspirar

Empuja con firmeza con la parte posterior de la cabeza y comienza a rodar sobre la columna. Mantén la barbilla próxima al esternón y deja que la columna forme una curva. Rueda, impulsando el movimiento con el ombligo (no con las piernas).

9. Nava. Inspirar-espirar (5 respiraciones)

La técnica para evitar que sobrepases el punto de equilibrio y te pares en el sitio apropiado consiste en espirar por completo y, a la vez, abrir el pecho y levantar la cabeza. Centra la mirada en el drishti del tercer ojo y haz cinco respiraciones profundas completas sin perder la postura.

10. Dasa. Espirar-inspirar

Suelta los dedos de los pies, cruza las piernas sin tocar la esterilla y llévalas hacia el pecho mientras finalizas la espiración. A la vez, con las manos suspendidas, balancéate hacia delante y apóyate en las manos. (Vinyasa 10.) Inspirando, mantén las piernas flexionadas y lejos de la esterilla y eleva el cuerpo. Luego balancea las piernas hacia atrás para que pasen entre los brazos y toca el suelo en Catvari (pág. 37).

Vinyasa hacia arriba
(Vinyasas 11-15)
Realiza toda la secuencia de movimientos para finalizar en Samasthitih (pág. 89).

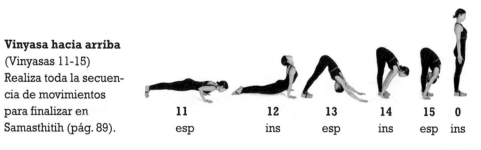

| 11 | 12 | 13 | 14 | 15 | 0 |
| esp | ins | esp | ins | esp | ins |

Flexión hacia delante en equilibrio

Urdhva Mukha Paschimottanasana

Esta secuencia es la continuación de la anterior y comparte sus beneficios terapéuticos, pero para practicarla correctamente y alcanzar la paz interior es necesario controlar todos los bandhas (pág. 140). Ya nos acercamos al final de Yoga Chikirsa (págs. 48-157), y continuamos repitiendo la dinámica combinación de una intensa flexión hacia delante con una marcada flexión hacia atrás.

Vinyasa: 16. Drishti: Dedos de los pie.

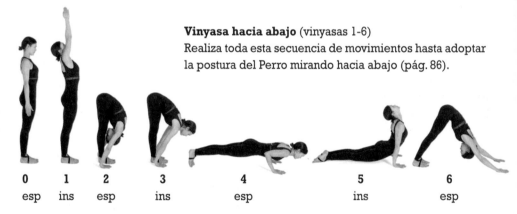

Vinyasa hacia abajo (vinyasas 1-6)
Realiza toda esta secuencia de movimientos hasta adoptar la postura del Perro mirando hacia abajo (pág. 86).

0	1	2	3	4	5	6
esp	ins	esp	ins	esp	ins	esp

7. Sapta. Inspirar-espirar
Inspira desde la postura del Perro mirando hacia abajo; salta para pasar las piernas entre los brazos y llegar a Dandasana (sentado). Luego, espirando, comprueba la alineación de la columna mientras te encuentras tumbado, como se describe en Vinyasa 7 de la página 140.

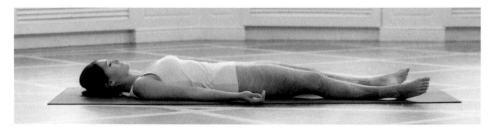

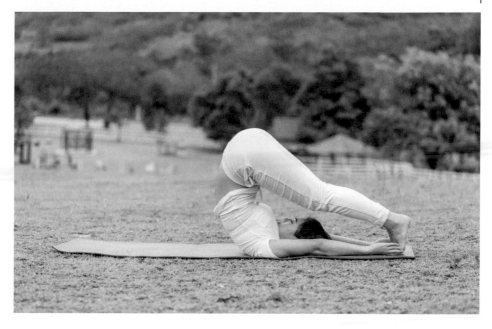

8. Astau. Inspirar-espirar
Coloca las manos sobre la esterilla a ambos lados de los muslos. Con la ayuda de los bandhas eleva las piernas extendidas. Empujando con las manos, eleva las nalgas y la espalda y rueda hacia atrás sobre los hombros. Pasa las piernas por encima de la cabeza hasta apoyarlas en la esterilla y cógete los bordes laterales de los pies. Centra la mirada en el drishti de la nariz, ver pág. 25.

9. Nava. Inspirar
Sigue rodando con las piernas rectas y mantén el equilibrio sobre los huesos de las nalgas. Mantén las piernas rectas y apunta hacia arriba con los dedos de los pies. Estira los brazos, abre el pecho y levanta la cabeza. Contrae el abdomen y centra la mirada en el drishti de los dedos de los pies.

9. Nava. Inspirar
Empuja con fuerza con la parte posterior de la cabeza y rueda hacia delante. Mantén la barbilla cerca del esternón y deja que la columna forme una curva. Toma los pies ligeramente. Rueda impulsando el movimiento con el ombligo, no con las piernas.

10. Dasa. Espirar-inspirar (5 respiraciones)
Flexiona ligeramente las rodillas. Desplaza el hueso púbico hacia los muslos para poder elevarte con el impulso de la zona inferior de la espalda y extiende el torso hacia arriba. Acerca el mentón a las espinillas. Centra la mirada en padhayoragrai drishti y concéntrate en los bandhas. Haz cinco respiraciones profundas completas.

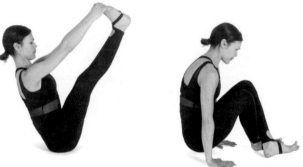

11. Ekadasa. Espirar-inspirar
Espirando, suéltate los pies y cruza las piernas sin tocar la esterilla, llevándolas hacia el pecho mientras finalizas la espiración. A la vez, con las manos en el aire, mécete hacia delante. Acaba apoyándote en el suelo con las manos. (Vinyasa 11). Inspirando, mantén las piernas flexionadas y lejos de la esterilla y eleva el cuerpo. Luego balancea las piernas hacia atrás para que 12 pasen entre los brazos y toca el suelo en Catvari (pág. 37).

Vinyasa hacia arriba
(Vinyasas 12-16)
Realiza toda la secuencia de movimientos para finalizar en Samasthitih (pág. 89).

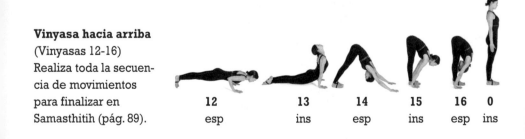

12	13	14	15	16	0
esp	ins	esp	ins	esp	ins

Urdhva Mukha Paschimottanasana. Esta postura de flexión hacia delante en equilibrio activa los flexores de la cadera y nos ayuda a centrar la mente para mantener el equilibrio.

El Puente

Setu Bandhasana

Esta última asana de Yoga Chikitsa (págs. 48-157). es una postura contraria a las del grupo anterior, que estiraban la espalda y la columna. Setu Bandhasana es una combinación de equilibrio y fuerza, y actúa como puente entre la asana de la flexión hacia delante que acabas de finalizar y las próximas flexiones hacia atrás. Mientras el cuello se extiende hacia atrás, tanto la parte superior de la cabeza como los pies se convierten en las bases de apoyo del cuerpo.

Vinyasa: 15. Dristi: nariz.

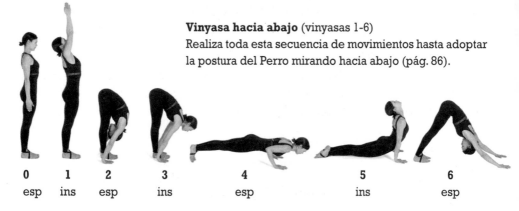

Vinyasa hacia abajo (vinyasas 1-6)
Realiza toda esta secuencia de movimientos hasta adoptar la postura del Perro mirando hacia abajo (pág. 86).

0	1	2	3	4	5	6
esp	ins	esp	ins	esp	ins	esp

7. Sapta. Inspirar
Desde la postura del Perro mirando hacia abajo, pasa las piernas entre los brazos y hasta Dandasana (Sentado). A continuación, flexionando las rodillas, desplaza los pies hacia dentro, hasta que se encuentren a unos 45 cm del hueso púbico. Une los tobillos, gira los dedos de los pies hacia fuera y apoya los pies sobre la esterilla en plan Charlot. Mira tus pies.

8. Astau. Espirar
Coloca las manos a ambos lados de las nalgas y recuéstate hacia atrás, trasladando tu peso a los codos. Acerca el hueso púbico al suelo, estira el abdomen y levanta el pecho, reclinado hacia atrás. Sigue mirándote los pies para asegurar que la línea que une los tobillos con la barbilla se mantenga lo más recta posible.

8. Astau. Aún espirar

Empuja con los codos y sigue arqueando la columna. Lleva la cabeza hacia atrás hasta apoyar su parte posterior sobre la esterilla. Saca las manos de los lados de las nalgas, cruza los brazos y coloca ambas manos bajo las axilas, activando los bandhas de las axilas. Centra la mirada en la nariz.

9. Nava. Inspirar-espirar (5 respiraciones)

Activa todos los bandhas (págs. 26-27) y presiona con fuerza los pies y la cabeza para elevar las nalgas. La base de apoyo formada por pies y cabeza debe ser firme. Ahora levanta con fuerza las piernas y la parte superior de la columna. Tensa las rótulas y los muslos para estirar del todo las piernas. Empuja con la cabeza y rueda desde su parte posterior hasta la frente. Haz cinco respiraciones profundas completas.

10. Dasa. Espirar

Concéntrate en la base de apoyo que te proporciona la cabeza y comienza a flexionar las rodillas lentamente. Mantén una presión equivalente entre la cabeza y los pies mientras adoptas la misma posición que en el Vinyasa 8 siguiendo la línea central de la coronilla.

11. Ekadasa-Chakrasana. Inspirar-espirar

Deja de cruzar los brazos y coloca las manos nuevamente a ambos lados de tus nalgas. Utilizando la energía interna que te han proporcionado los bandhas levanta las piernas de la esterilla y elévalas en el aire. Rodando en Chakrasana (pág. 144), lanza las piernas hacia atrás y toca el suelo en Catvari (pág. 37).

Vinyasa hacia arriba
(Vinyasas 11-15)
Realiza toda la secuencia de movimientos para finalizar en Samasthitih (pág. 89).

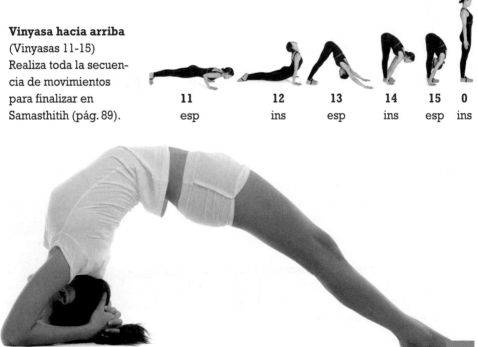

11	12	13	14	15	0
esp	ins	esp	ins	esp	ins

Flexión hacia atrás

Urdhva Dhanurasana

El trabajo de Yoga Chikitsa (págs. 48-157) se ha centrado principalmente en la depuración interna y en la corrección de los desequilibrios musculoesqueléticos mediante la práctica de posturas de flexión hacia delante. Muchas personas tienen columnas flexibles por naturaleza, pero vale la pena disponer de un control adecuado de sus bandhas (págs. 26-27) y fuerza en las piernas para flexionar el cuerpo hacia atrás.

Si has llegado al final de la serie primaria ya deberías estar preparado para comenzar. Ahora vuelves a valerte de los pies como apoyo, pero con el énfasis en estirar y extender los cuádriceps, abrir la ingle, el abdomen y el pecho y, por tanto, estirar la cara frontal del cuerpo.

Vinyasa: 15. Drishti: Nariz.

Vinyasa hacia abajo (vinyasas 1-6)
Realiza toda esta secuencia de movimientos hasta adoptar la postura del Perro mirando hacia abajo (pág. 86).

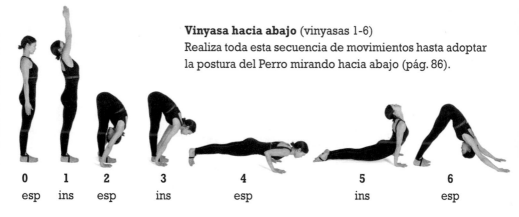

0	1	2	3	4	5	6
esp	ins	esp	ins	esp	ins	esp

7. Sapta y 8. Astau. Inspirar-espirar
Desde la postura del Perro mirando hacia abajo, pasa las piernas entre los brazos hasta Dandasana. (Vinyasa 8) Espirando, fíjate en la alineación de la columna, que debe estar tan recta como en Samasthitih, como se describe en Vinyasa 7, página 140. Activa los bandhas y acerca los pies a las nalgas. Colócalos a los lados de la cadera y apoya las manos sobre la esterilla a ambos lados de la cabeza, con los dedos separados y apuntando hacia atrás.

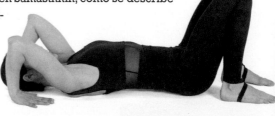

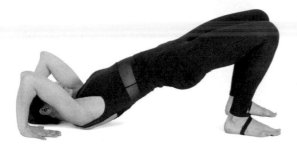

9. Nava. Inspirar

Relaja las nalgas, mete la barbilla hacia dentro para acercarla al esternón y presionando con manos y pies levanta la cabeza, las nalgas y los hombros de la esterilla. Es importante que eleves los hombros exactamente al mismo tiempo que las nalgas.

9. Nava. Inspirar Espirar (5 respiraciones)

Sigue manteniendo las nalgas relajadas mientras haces la postura del arco ascendente. Usa solo la fuerza de los brazos y las piernas. Centra la mirada en nasagrai drishti (nariz) y realiza cinco respiraciones profundas completas.

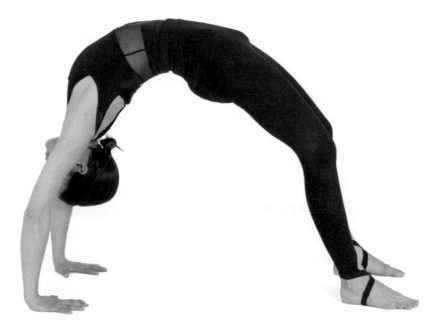

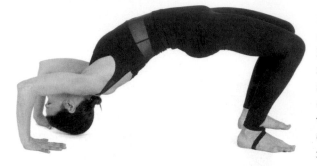

10. Dasa. Espirar-inspirar (3 respiraciones)
Espirando, baja el cuerpo lentamente hasta apoyar la coronilla sobre el suelo. Desplaza parte de tu peso corporal a esta nueva base de apoyo y quédate en esta posición durante tres respiraciones completas.

9. Nava y 10 Dasa. Inspirar-espirar
Presiona con igual fuerza las manos y los pies, relaja el cuello y las nalgas y levanta el cuerpo para volver a formar el arco ascendente. Haz otras cinco respiraciones completas. (Vinyasa 10) Espirar, tras tres repeticiones, baja hasta el suelo, deja de apoyar las manos y los pies y prepárate para Chakrasana (pág. 144).

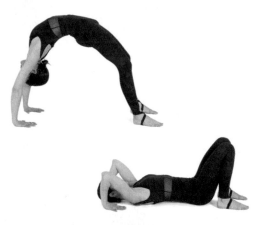

11. Ekadasa Chakrasana. Inspirar-espirar
Coloca las manos sobre la esterilla a ambos lados de las nalgas, activa los bandhas y usando la energía interna de estos bandhas levanta las piernas en el aire. Rueda hacia atrás en Chakrasana, impulsa las piernas hacia atrás y toca el suelo en Catvari (pág. 37).

Vinyasa hacia arriba (Vinyasas 11-15)
Realiza toda la secuencia de movimientos para finalizar en Samasthitih (pág. 89).

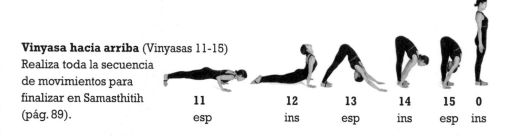

11	12	13	14	15	0
esp	ins	esp	ins	esp	ins

Urdhva Dharunasana, postura de la flexión hacia atrás.

Flexión hacia atrás asistida

Urdhva Dhanurasana

Tras la primera secuencia de flexiones hacia atrás, el siguiente paso es inclinarte hacia atrás estando de pie: *Urdhva Dhanurasana*. Es importante aprenderla de un maestro cualificado; puedes recurrir a otra persona para que te ayude a realizar la flexión hacia atrás, mientras confíes en ella; de lo contrario, tensarás la espalda y malograrás el objetivo de la secuencia.

Vinyasa: 7. Drishti: Nariz.

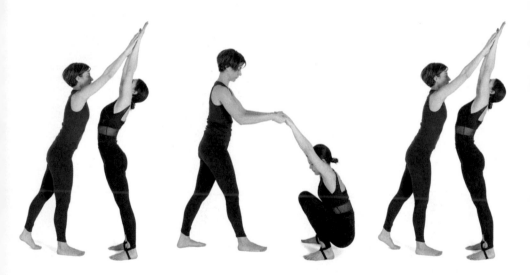

1. Ekam, 2 Dve y 3. Trini. Inspirar-espirar-inspirar
Desde Samasthitih (Vinyasa 1) Inspira y separa los pies a la misma distancia que las caderas manteniéndolos paralelos, entrelaza los dedos, levanta los brazos y mira hacia arriba más allá de tus manos extendiendo al máximo tu columna vertebral. (Vinyasa 2) Espirando, mira hacia abajo y flexiona la columna vertebral hasta ponerte del todo en cuclillas. (Vinyasa 3) Inspirando, impúlsate con las piernas para volver a la máxima extensión de la columna. Ten en cuenta que esta secuencia de vinyasas tiene como objeto preparar la columna vertebral y el sistema nervioso para la flexión hacia atrás, un movimiento que no es natural para el sistema nervioso, por lo que debemos prepararlo –«engañándole» si es necesario– para que se abra.

4. Catvari. Espirar
Espira y flexiona hacia delante hasta quedar a «cuatro
patas», desbloqueando la espina dorsal entre hombros
y caderas.

5. Panca. Inspirar
Inspira subiendo de la postura a «cuatro patas». En posición erguida y firme, elévate a través del corazón y
comienza a doblarte hacia atrás.

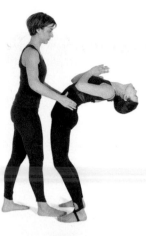

6. Sat. Espirando
Flexiona los tobillos hacia delante, mueve las espinillas, las rodillas y la pelvis en esa misma dirección.
Comienza a arquearte. Inclina la cabeza hacia atrás
mientras te aflojas en brazos de tu maestro. En
cuanto la esterilla entre en tu visión saca
las manos de debajo de las axilas y estira
los brazos. Sigue arqueándote hasta que
tus manos toquen la esterilla. Repite tres
veces los pasos 5 y 6.

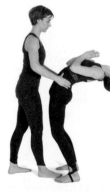

7. Sapta. Inspirando
Deja que fluya el prana e, inspirando con fuerza ponte de pie con la energía de las piernas.
Regresa a la posición erguida. Ahora repite la secuencia completa (Vinyasas 1-7) tres veces.

Sin contar. Espirar-inspirar (10 respiraciones)
Mientras espiras siéntate erguido y de inmediato inclínate hacia delante para efectuar una
flexión en posición sedente. Puedes hacerla sin la ayuda del maestro. Espirando, adopta Catvari (pág. 37) y luego pasa a vinyasa hacia arriba hasta finalizar en Samasthitih (pág. 89).

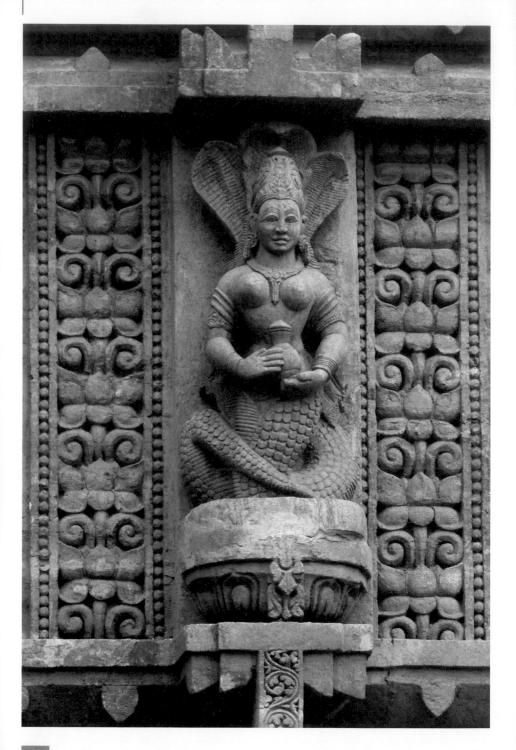

La secuencia final

Todos los practicantes deberían finalizar su práctica con las siguientes posturas y en el orden preciso en que las presentamos en el libro. A pesar de que la mayoría lograréis al menos realizar una especie de «boceto» de la postura sobre los Hombros con apoyo (págs. 162-165), es aconsejable no intentarlo hasta tener un buen nivel en todas las asanas previas.

La práctica disciplinada permite que, tras un determinado período de tiempo, se desarrolle la fuerza interna y externa que permite realizar correctamente las secuencias. Conviene respetar la precisión que exigen las asanas anteriores*.

Las asanas invertidas. Agni

En esta fase de la sesión, tanto la base de apoyo como la orientación del cuerpo varían de las de las asanas de pie y sedentes. De ahora en adelante tu cuerpo se invertirá y todo el peso corporal recaerá en la fuerza que hayas desarrollado en tu arquitectura interior de los bandhas.

Vamos a ver pues uno de los puntos culminantes de toda la práctica.

Las asanas invertidas tienen un efecto poderoso; representan la altura de la purificación, y la postura sobre los Hombros y la postura sobre la Cabeza son conocidas como la reina y el rey de todas las asanas.

La serie primaria, las posturas del Yoga Chikitsa (págs. 48-157), representadas por la secuencia 1 y 2, tienen la finalidad de movilizar las toxinas del organismo, mientras esta sección de asanas invertidas las consume en el fuego digestivo (agni). La base de agni se localiza en el plexo solar, así que cuando el cuerpo se invierte, las llamas, que siempre ascienden, limpian y purifican los órganos digestivos, el recto y el ano.

Amrita y longevidad

El deseo de alcanzar la longevidad ha impulsado innumerables investigaciones durante miles de años, cuya finalidad era descubrir algún agente externo o un elixir mágico de la vida. Sin embargo, fueron los yoguis quienes descubrieron hace mucho que este néctar (llamado amrita bindu) sí

---

* Sería ideal participar, sobre todo para los debutantes, en algunas clases presenciales en algún reconocido centro de Ashtanga yoga, sobre todo para comprender la importancia de las secuencias respiración, los bandhas y una serie de aspectos sutiles.

◄ Pág. anterior: Diosa hindú sosteniendo un frasco de «amrita», el néctar reivindicado por los yoguis (Hyderabat, India).

existía, aunque no en el mundo exterior como se creía, sino en el interior del propio cuerpo.

El verdadero reto surgió entonces, porque era imprescindible encontrar el modo de preservar y almacenar esta sustancia.

En estado meditativo, los yoguis comprendieron que la sangre estaba conformada por la esencia de los alimentos digeridos y que la acumulación de 32 gotas resultaba significativa, puesto que esa era, precisamente, la cantidad que se necesitaba para transformarla en vitalidad, o fuerza vital. Así, cuando las 32 transformaciones habían ocurrido, surgía Amrita bindu.

Los yoguis llegaron entonces a la conclusión de que la preservación de este néctar era un componente crucial de la vida y que sin él sólo había muerte.

En nuestra orientación vertical normal con los pies hacia abajo, el fuego digestivo consume las gotas de Amrita bindu mientras descienden desde el *Sahasrara Chakra*, el séptimo y más elevado centro de energía, localizado en la parte superior de nuestra cabeza.

En pocas palabras, para mantener y almacenar este néctar de la vida una de las claves es invertir el cuerpo, activar los bandhas y realizar la respiración ujjayi de forma correcta.

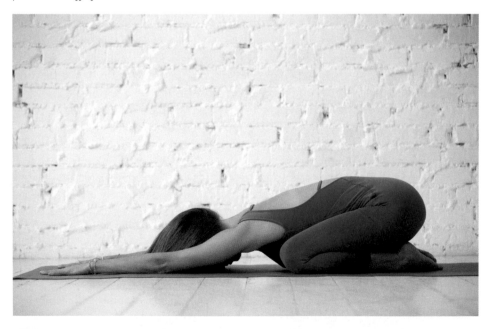

Para preservar nuestra fuerza vital, *Salamba Sarvangasana* es la reina de todas las asanas. Purifica el corazón, los pulmones y muchas otras partes del cuerpo.

Postura sobre los hombros

Salamba Sarvangasana

Cada asana de finalización tiene un vinyasa de entrada y salida, pero para intensificar la relación de cada variante, los siguientes pasos muestran la totalidad de las posturas combinadas en una sola secuencia. Es importante que sigas la regla fundamental: comienza por *Surya Namaskar*, sigue con la serie que estás aprendiendo y finaliza con estas asanas. Su orden es invariable: *Halasana*, *Sarvangasana*, *Karnapidasana*, *Urdhva Padmasana*, *Pindasana*, Matsyasana y por último, *Uttanapadasana*.

En cualquier sesión, una vez hayas finalizado estas asanas, practica solo *Shīrsasanya Padmasana*. No es bueno adoptar otras posturas una vez termines las asanas de finalización.

Vinyasa: 13. Drishti: Nariz.

Vinyasa hacia abajo (vinyasas 1-6)
Realiza toda esta secuencia de movimientos hasta adoptar la postura del Perro mirando hacia abajo (pág. 64).

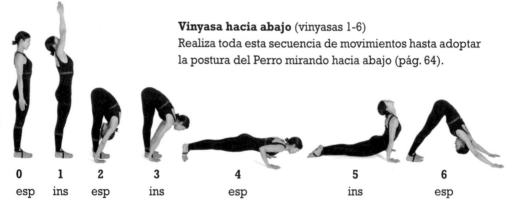

0	1	2	3	4	5	6
esp	ins	esp	ins	esp	ins	esp

7. Sapta. Inspirar-espirar (5 respiraciones)
Desde la postura del Perro mirando hacia abajo, Inspira y pasa las piernas entre los brazos para llegar a Dandasana; luego, espirando, comprueba la alineación de tu columna mientras te encuentras tumbado como en Samasthitih, descrito en Vinyasa 7 en la página 140. Contrae el abdomen y activa los bandhas (págs. 26-27). Regula la respiración mientras haces cinco respiraciones profundas completas y miras hacia nasagrai drishti (nariz).

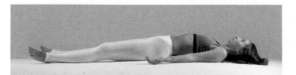

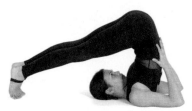

8. Astau. Inspirar
Usando la energía interna de los bandhas, levanta las piernas rectas en el aire. Levanta las
nalgas y espalda impulsándote con los brazos.
Flexionándolos, lleva las manos hasta la cintura para sujetar la espalda.

8. Astau. Inspirar-espirar (25 respiraciones)
Sigue elevando las piernas, las nalgas y la espalda de forma vertical, hasta que todo tu cuerpo se apoye directamente sobre los
hombros. Aquí, en Sarvangasana, usarás los brazos sólo como
soporte (la elevación en sí misma ha de provenir del
interior de tu cuerpo y los bandhas). La barbilla presiona el esternón, la mirada en nasagrai drishti. Haz 25
respiraciones completas.

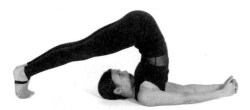

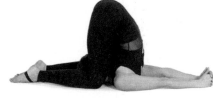

8. Astau. Espirar-inspirar
(10 respiraciones)
Espirando, pasa a Halasana controlando los
bandhas. Flexiona el cuerpo por la cadera
y desciende las piernas rectas por encima
de la cabeza y hasta el suelo. Quita las manos de la cintura, entrecruza los dedos y
estira los brazos, las manos hacia el suelo.
Las piernas activadas. Sigue en nasagrai
drishti. Haz diez respiraciones completas.

8. Astau. Espirar-inspirar
(10 respiraciones)
Espirando, pasa a Karnapidasana, presionando sobre las orejas. Desactiva mula
bandha (ano) pero mantén activo uddiyana
bandha (abdomen inferior). Pon las rodillas en contacto con el suelo y los hombros.
Presiónalas hacia las orejas. Centra la mirada en nasagrai drishti y haz diez respiraciones completas. (La secuencia continúa
en la página siguiente.)

8. Astau. Inspirar (Vinyasa 8) Regresa a Sarvangasana, descruza los dedos y, una vez más, lleva las manos a la cintura para sostener la espalda.

9. Nava. Espirar Pasa a Urdhva Padmasana, activa mula bandha y mantén el equilibrio. Desde Sarvangasana, flexiona las piernas hacia abajo hasta adoptar Urdhva Padmasana. Puedes mantener el equilibrio con una mano mientras con la otra colocas las piernas, primero una y luego la otra.

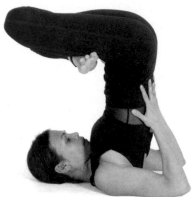

9. Nava. Espirar-inspirar (10 respiraciones)
Mientras estás en Urdhva Padmasana, cuando inspires asegúrate de mantener el control de los bandhas y deja de sostener la espalda con la mano. Mantén el equilibrio y lleva las manos a las rodillas, estira los brazos, crea un ángulo de 90° entre las piernas y la espalda. Activa completamente los bandhas, sigue mirando hacia nasagrai drishti y haz diez respiraciones profundas completas.

9. Nava. Espirar-inspirar-espirar (10 respiraciones)
Espirando, pasa ahora a Pindasana. Aleja las manos de las rodillas y desciende lentamente hasta que las rodillas estén a ambos lados de la cabeza. Cruza los brazos alrededor de los muslos para «atar» tu Padmasana. Sigue centrado en nasagrai drishti y haz diez respiraciones profundas completas.

Sin contar. Espirar

Deja de sujetarte los muslos y lleva de nuevo los brazos detrás de la espalda, colocando las manos a los lados de la esterilla. Estira los brazos, presionando las palmas con fuerza. Activa los bandhas con la cabeza en contacto con el suelo y, utilizando tu fuerza abdominal y resistencia de brazos, baja la espalda lentamente; las vértebras descenderán una a una.

8. Astau. Inspirar

Pasa ahora a Matsyasana. Coloca las manos sobre ambos lados de las nalgas, activa los bandhas y, con la ayuda de los codos, despega la espalda. Estira el abdomen, levanta el pecho y arquea la espalda. Mírate el ombligo.

8. Astau. Espirar-inspirar (10 respiraciones)

Sin dejar de espirar, arquea completamente la espalda y coloca la parte superior de la cabeza sobre la esterilla. Aleja las manos de las nalgas, suprime la presión de los codos y cógete los pies. Levanta los codos y presiona las rodillas contra el suelo. Centra la mirada en el drishti del tercer ojo y haz diez respiraciones profundas completas.

8. Astau. Espirar-inspirar (10 respiraciones)

Ahora inicia Uttanapadasana. Con la parte superior de la espalda aún arqueada, las piernas salen lentamente de Padmasana. Sin que toquen el suelo, estíralas y elévalas como en *Navasana* (págs. 124-125). Une las manos, estira los brazos. La mirada en nasagrai drishti. Haz las diez respiraciones completas.

9. Nava. Inspirar-espirar

Mientras inspiras, mueve las manos hacia la cabeza, apoya las palmas planas sobre la esterilla con los dedos estirados y apuntando hacia los hombros y a continuación, haz Chakrasana, (pág. 144), para acabar en Catvari (pág. 37).

Vinyasa hacia arriba
(Vinyasas 9-13)
Realiza toda la secuencia de movimientos para finalizar en Samasthitih (pág. 89).

9	10	11	12	13	0
esp	ins	esp	ins	esp	ins

Postura sobre la cabeza

Salamba Sirsasana

Si *Sirsasana* se lleva a cabo correctamente, es la reina de las asanas. Te mantendrás completamente en posición vertical, sin ningún peso en la cabeza, mientras sostienes todo tu cuerpo sólo con la fuerza de tus brazos, hombros y bandhas (págs. 26-27).

Con la práctica adecuada de *Sirsasana*, los sutiles nadis (canales de energía) del cerebro y órganos sensoriales se purifican gracias al mayor flujo sanguíneo que reciben. También se preserva el néctar vital, *Amrita bindu* (pág. 159).

Recuerda que no conviene que todo el peso del cuerpo recaiga sobre la cabeza. Elévate del todo a través del centro del cuerpo.

Vinyasa: 13. Drishti: Nariz.

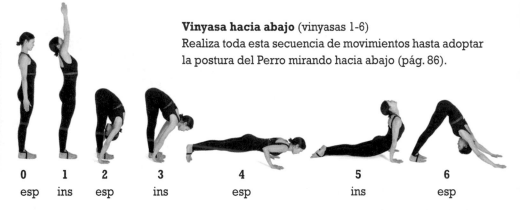

Vinyasa hacia abajo (vinyasas 1-6)
Realiza toda esta secuencia de movimientos hasta adoptar la postura del Perro mirando hacia abajo (pág. 86).

0	1	2	3	4	5	6
esp	ins	esp	ins	esp	ins	esp

7. Sapta. Inspirar
Desde la postura del Perro mirando hacia abajo, mantén los dedos de los pies flexionados hacia dentro y siéntate sobre las rodillas. Baja los codos hasta la esterilla, cruza los dedos de las manos y crea una base triangular. Mueve los hombros hacia delante, presiona con los antebrazos, coloca la coronilla sobre las muñecas y presiona suavemente atrás, hacia la base de los pulgares.

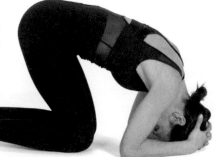

7. Sapta. Espirar

Presionando con los antebrazos y los codos, elévate desde las articulaciones de los hombros y estira las piernas. Puede ser que debas acercar un poco los dedos de los pies al rostro para colocar las nalgas de forma correcta. Sigue presionando la cabeza suavemente hacia atrás para conectar completamente con la espina dorsal. Contrae el abdomen y activa el control de los bandhas.

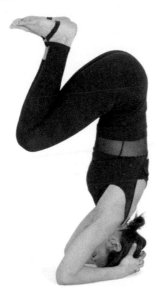

8. Astau. Inspirar-espirar (25 respiraciones)

Sigue trabajando los bandhas, tensa los muslos, presiona con los antebrazos y mientras inspiras deja que tus piernas comiencen a flotar en el aire. Cuando estén en vertical, apunta hacia arriba con los dedos de los pies, contrae las costillas inferiores y activa los bandhas del todo. Centra la mirada en nasagrai drishti (pág. 25) y haz veinticinco respiraciones completas.

169

9. Nava y 8. Astau. Espirar-inspirar
(5 respiraciones)
Estas elevaciones de piernas son variantes para desarrollar el control de los bandhas. Espira mientras bajas las piernas hacia la esterilla. Justo antes de tocarla, inspira y vuelve a levantarlas en vertical. Repite el ejercicio cinco veces y luego espira, dejando las piernas paralelas al suelo. Haz cinco respiraciones profundas completas.

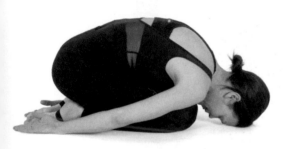

9. Nava. Espirar-inspirar
Espirando, baja las piernas hacia el suelo lentamente. Flexiona las rodillas, estira los dedos de los pies y siéntate sobre los talones. Vuelve a colocar las manos a ambos lados de las nalgas y levanta la cabeza para apoyar la frente sobre la esterilla. Mantente en esta postura dos minutos.

Vinyasa hacia arriba
(Vinyasas 9-13)
Realiza toda la secuencia de movimientos para finalizar en Samasthitih (pág. 89).

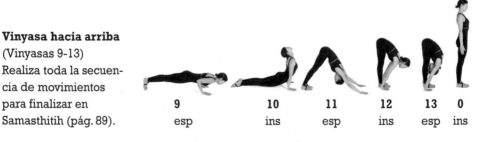

9	10	11	12	13	0
esp	ins	esp	ins	esp	ins

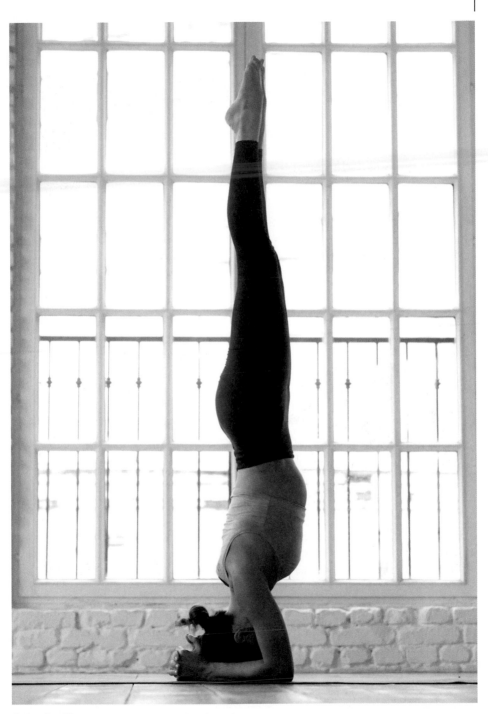

Salamba Sirsasana, la postura sobre la cabeza.

Calmando las Aguas

Padmasana

En esta secuencia que consta de cinco variantes, la flor de loto flota alta sobre la superficie del agua simbolizando una sensación de sosegada reflexión y tranquilidad interior. *Padma* («flor de loto») regula la respiración y calma la mente. Sigue esta secuencia final para concluir la práctica de Ashtanga: *Baddha Padmasana* (Loto Atado), *Yoga Mudra* (Sello Final), *Panmasana* (Arco con apoyo), *Padmasana* (Loto) y *Uth Pluthi* (Elevación).

Vinyasas: 14. Drishti: Nariz.

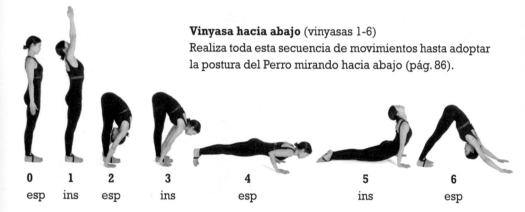

Vinyasa hacia abajo (vinyasas 1-6)
Realiza toda esta secuencia de movimientos hasta adoptar la postura del Perro mirando hacia abajo (pág. 86).

0	1	2	3	4	5	6
esp	ins	esp	ins	esp	ins	esp

7. Sapta y 8. Astau. Inspirar-espirar (10 respiraciones)
Desde la postura del Perro mirando hacia abajo pasa a Dandasana, siéntate erecto y espira. (Vinyasa 8) Inspirando, flexiona las piernas en *Padmasana*). Espirando, pasa el brazo izquierdo por detrás de la espalda y cógete los dedos del pie izquierdo; repite el movimiento con el brazo derecho. Contrae el abdomen. La mirada en nasagrai drishti. Haz diez respiraciones profundas completas.

9. Nava. Espirar-inspirar (10 respiraciones)
(Yoga Mudra) Espirando, presiona los talones contra la zona inferior de tu abdomen e inclina el torso lentamente hasta que la barbilla toque la esterilla. Contrae el abdomen y extiende el esternón hacia delante. Centra la mirada en broomadhya drishti (pág 25) y realiza diez respiraciones profundas completas.

9. Nava. Espirar-inspirar (10 respiraciones)
Inspirando, sigue sujetando los dedos de los pies, levanta la cabeza lentamente y siéntate de nuevo en posición erecta como en Astau 8. Pon las manos sobre la esterilla unos 20 cm por detrás de las nalgas. Presiona rodillas, nalgas y manos. Arquéate hacia atrás y abre el pecho. La mirada en broomadhya drishti. Haz diez respiraciones profundas completas.

8. Astau. Espirar-inspirar
(25 respiraciones) (Padmasana)
Inspirando, deja de arquear la espalda y siéntate erguido, con las manos sobre las rodillas. Une los dedos pulgar e índice de cada mano y estira el resto. Contrae el abdomen, estira la columna sin abrir las costillas y acerca la barbilla al esternón lentamente. Centra la mirada en nasagrai drishti y haz 25 respiraciones profundas completas.

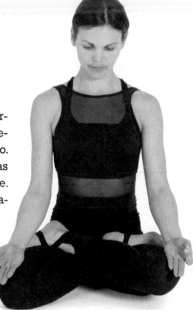

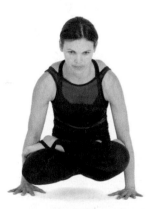

9. Nava. Inspirar-espirar (25 respiraciones) (Uth Pluthi)
Espirando, apoya las manos a ambos lados de los muslos y activa tus bandhas. Levanta las rodillas hacia el pecho, presiona las palmas e, inspirando, levanta el cuerpo de la esterilla. Centra la mirada en nasagrai drishti. Haz 25 respiraciones profundas completas.

Vinyasa hacia arriba
(Vinyasas 10-14)
Realiza toda la secuencia de movimientos para finalizar en Samasthitih (pág. 89).

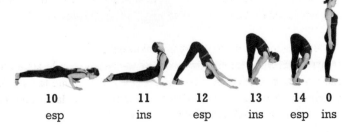

10	11	12	13	14	0
esp	ins	esp	ins	esp	ins

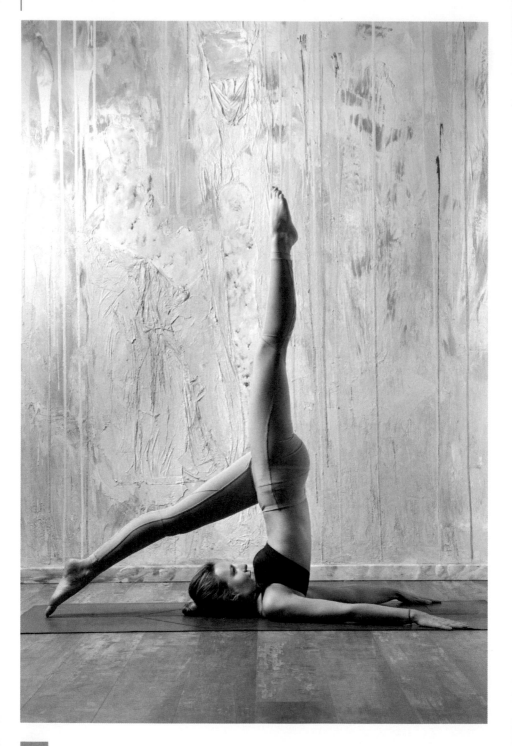

Para saber más

Herp, Blanca. *Yoga energético*. Ed. Robin Book.

Iyengar, B.K.S. *Luz sobre los Yoga Sutras de Patanjali*. Ed. Kairós.

Kaminoff, Lerslie. *Anatomía del yoga*. Ed. Tutor.

MacGregor, Kino. *La fuerza del Ashtanga yoga*. Ed. Sirio.

Pattabhi Jois, *Sri K. Yoga Mala*. Ed. El Hilo de Ariadna.

Räisänen, Petri. *Ashtanga Yoga*. Ed. Kairós.

Raji Thron. *Mastering Vinyasa Yoga*. Ed. Createspace IP.

Ramaswami, Srivatsa. *La obra completa sobre el vinyasa yoga*. Ed. Paidotribo.

Satchidananda, Sri Swami. *Los yoga sutras de Patanjali*. Ed. Integral Yoga.

Scott, John. *Ashtanga yoga*. Ed. Gaia.

Taylor, Mary y Freeman, Richard. *El arte de Vinyasa. Despertar el cuerpo y la mente a través de la práctica del Ashtanga Yoga*. Ed. Kairós.

www.yogaone.es

www.yogainbound.es

www.yogateca.com

www.ashtangayogabcn.com

www.ashtangayogamadrid.com

www.ashtangayogabilbao.com

www.esanayoga.es

www.mysorehouse.es

En la misma colección

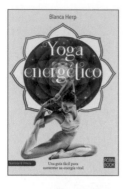

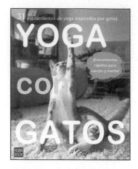

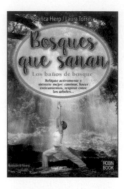

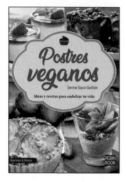

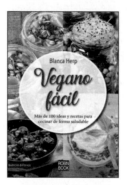

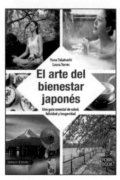

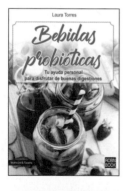

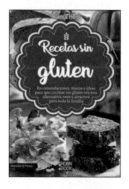

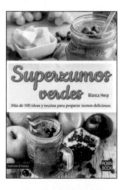

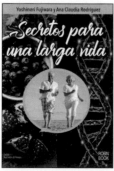

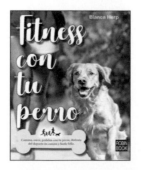

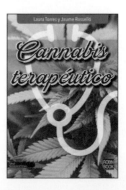